Brückle

Fibromyalgie

Der Autor

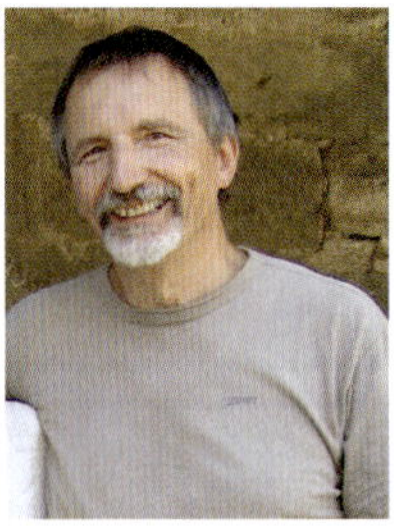

Dr. med. Wolfgang Brückle ist Facharzt für Innere Medizin – Rheumatologie und für Physikalische und Rehabilitative Medizin sowie Osteologe, Psychotherapeut und Ernährungsmediziner. Von 1990 bis 2010 hat er die Internistisch-rheumatologische Abteilung der Rheuma-Klinik Bad Nenndorf geleitet. Seit 2010 steht Dr. Brückle der Abteilung Innere Medizin – Osteologie und Rheumatologie der Klinik DER FÜRSTENHOF, Bad Pyrmont, vor. Er ist Fachreferent der Deutschen Rheuma-Liga e.V. und war mehrere Jahre beratender Arzt im Vorstand des Bundesverbandes.

Widmung

Gewidmet meinem rheumatologischen Lehrer Prof. Dr. Dr. Wolfgang Müller, der sich in den letzten Jahrzehnten wie kein anderer im deutschen Sprachraum um die Erforschung und Behandlung der Fibromyalgie verdient gemacht hat, sowie den Betroffenen, die unter Fibromyalgie leiden.

Dr. med. Wolfgang Brückle

Fibromyalgie

endlich erkennen – richtig behandeln

Was Muskelschmerzen, Schlafstörungen und chronische Müdigkeit wirklich bedeuten

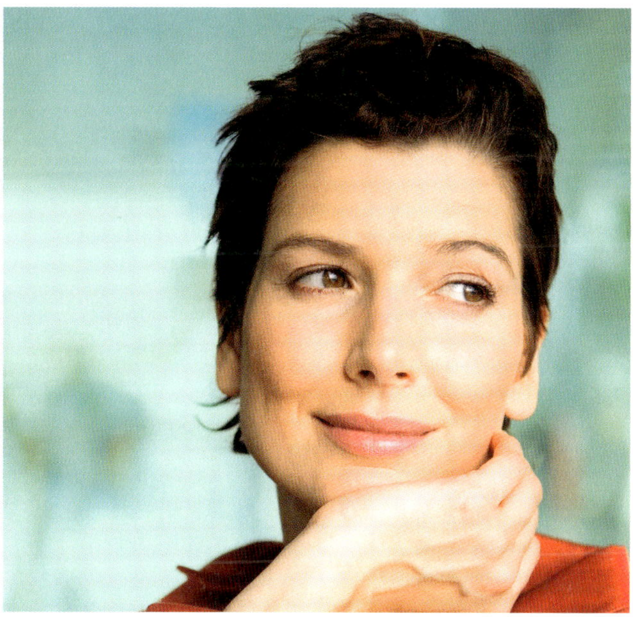

TRIAS

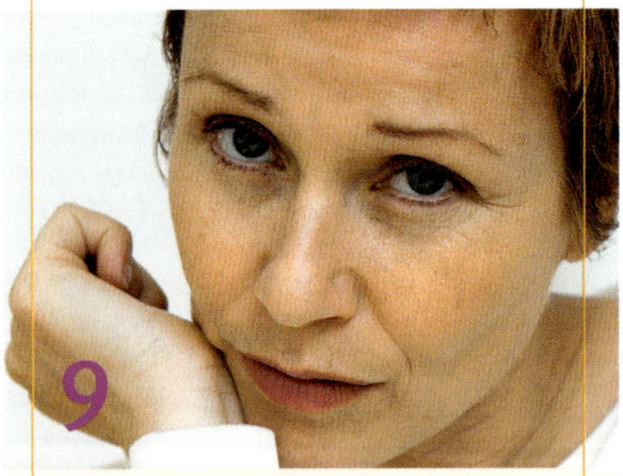

9

Was ist Fibromyalgie?

Nichts ist, wie es einmal war: Fibromyalgie ist eine Schmerzerkrankung, die Ihr gesamtes Leben verändert. Die Diagnose der Erkrankung fällt oft schwer.

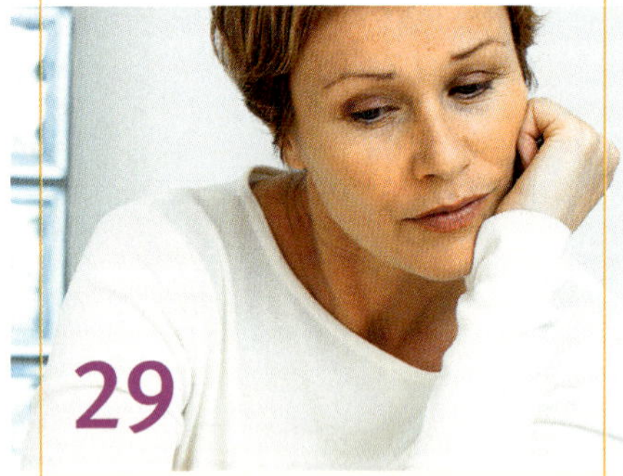

29

Ursachen

Bislang konnte man bei der Fibromyalgie keinen alleinigen Auslöser finden. Sowohl körperliche als auch seelische Belastungen können zur Erkrankung führen.

6 **Liebe Leserin, lieber Leser,**

9 **Basiswissen Fibromyalgie und Rheuma**

10 **Rheuma und Weichteilrheuma**

10 Was ist Fibromyalgie?

11 Fibromyalgie und Rheuma

12 Die Einteilung rheumatischer Erkrankungen

14 Ein wenig Anatomie

17 **Eine Krankheit kommt auf leisen Sohlen**

19 **Das Beschwerdebild der Fibromyalgie**

19 Schmerzen am ganzen Körper

20 Nicht nur die Muskeln schmerzen

25 Verlauf der Erkrankung

26 **Die Geschichte der Fibromyalgie**

27 Wen befällt die Fibromyalgie?

29 **Diagnose eines rätselhaften Krankheitsbildes**

30 **Diagnostik und Untersuchungsmethoden**

30 Die Diagnosestellung

35 Was zeigt der Laborbefund?

35 Womit kann die Fibromyalgie verwechselt werden?

37 **Bilder von der Wirbelsäule**

40 **Auslöser und Ursachen der Fibromyalgie**

40 Woher kommt die Fibromyalgie?

44 Stress, der Kumpan des Schmerzes

46 Die Odyssee von Arzt zu Arzt

48 Der Schmerz, seine Rätsel und seine Folgen

52 Der Schlaf und was ihn stört

56 Organische Störungen?

58 Körper- und Seelenlast

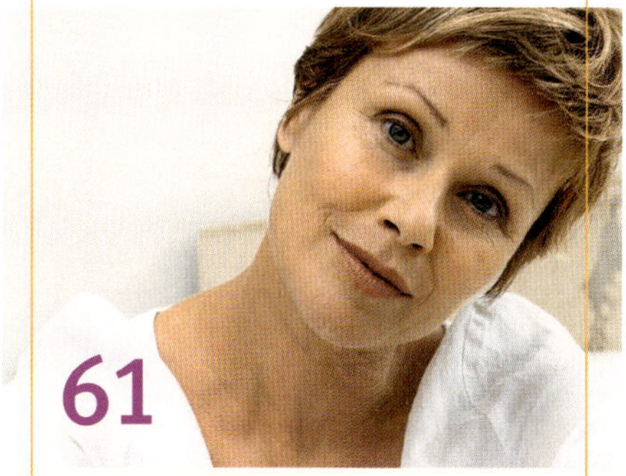

61

Selbsthilfe

Viele kleine Mosaiksteine, wie Schmerztherapie und Ausdauertraining, helfen Ihnen, die Beschwerden zu lindern und den Alltag wieder lebenswert zu machen.

61 Therapie und Selbsthilfe
62 **Möglichkeiten der Therapie – was Sie tun können**
63 Therapie ist nicht Heilung
64 Anleitung zur Selbsthilfe
69 Grundlagen der Behandlung
69 Veränderungen am Arbeitsplatz und zu Hause
71 Hilfe zur Entspannung
73 Kampf dem Stress
74 Kennen Sie das Wort »Nein«?
75 Wie entsteht Gesundheit?
77 Bewegung tut not
82 Kalt oder warm?
85 Andere physikalische Therapien
86 **Weitere Behandlungsformen**
86 Lichttherapie
86 Akupunktur
87 Akupressur
88 Reflexzonenmassage
88 Atmung und Gesang
89 Psychologische Hilfen
92 **Medikamente bei Fibromyalgie**
92 Schmerzmittel und Antirheumatika
95 Antidepressiva und Antikonvulsiva
97 Was heißt »Off-Label-Therapie«?
98 **Die geeignete Ernährung**
101 Leitfaden zur richtigen Ernährung
104 **Rehabilitation**
107 Patientenschulung
109 Funktionstraining
110 **Hilfen im täglichen Leben**
110 Soziale Fragen
111 Selbsthilfegruppen
114 Leitlinie für das Fibromyalgie-Syndrom (und chronische Ganzkörperschmerzen)
117 **Wichtige Adressen**
119 **Weiterführende Literatur**
120 **Glossar**
122 **Register**

Liebe Leserin, lieber Leser,

nach langen Monaten oder Jahren hat der Schmerz einen Namen gefunden. Andere Diagnosen wurden fallen gelassen, weil sie Einzelbeschwerden bezeichnet haben, aber nicht das umfassende Krankheitsbild. Aus einzelnen Stücken eines Puzzles ist nun ein Bild entstanden.

Die Beschwerden sind nicht gelindert, aber die Suche nach der Art der Erkrankung ist beendet. In dieser Phase ist es für die Betroffenen wichtig, zur Ruhe zu kommen und sich dann ausführlich informieren zu können.

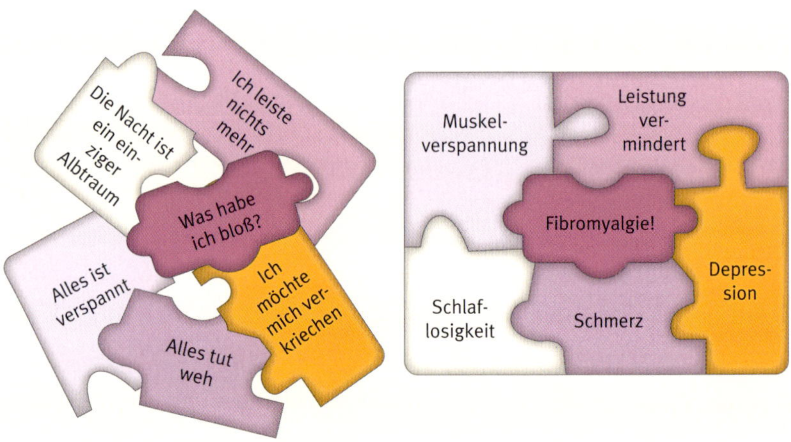

▲ Fibromyalgie-Syndrom: Der uninformierte Patient – der informierte Patient

Ein gutes Buch kann die Krankheit nicht heilen, die Schmerzen nicht nehmen und die Schlafstörung nicht in Luft auflösen. Aber es kann bewirken, dass es in Ihrem Kopf wieder etwas geordneter aussieht, dass die Zusammenhänge klarer und besser fassbar werden. Am Ende des Tunnels erscheint ein Licht, das berechtigte Hoffnung auf Verbesserung der Beschwerden und der Gesamtsituation gibt. Der Weg der Therapie kann in Angriff genommen werden.

»Ich kann nicht sagen, ob es besser werden wird, aber so viel muss ich sagen, es muss anders werden, wenn es gut werden soll.«

(Georg Christoph Lichtenberg)

Die Krankheit wird Sie als Betroffene in den meisten Fällen über viele Jahre begleiten. Sie müssen erfahren, womit Sie es zu tun haben, müssen wissen, wie Sie der Fibromyalgie oder ähnlichen Schmerzerkrankungen begegnen können, und dafür sorgen, dass die Erkrankung nicht die Oberhand bekommt oder behält. Es ist bekannt, dass an Fibromyalgie Erkrankte, die gelernt haben, mit ihren Beschwerden umzugehen, auch einigermaßen gut mit der Erkrankung zurechtkommen. Wer Schwierigkeiten hat, Verantwortung für seine Therapie zu übernehmen, wird auch einen längeren Weg zum Ziel der Besserung haben.

Da die große Mehrheit der Fibromyalgie-Betroffenen weiblichen Geschlechtes ist, haben wir uns im Sinne einer besseren Lesbarkeit aus sprachlich-praktischen Gründen entschlossen, ausschließlich die weibliche Form (Patientin) zu verwenden.

Zur Information und als Ratgeber soll dieses Buch die Betroffenen, ihre Familie und ihre Therapeuten begleiten. Seit der Erstauflage 2005 hat sich viel getan. Der Erkrankungsbegriff ist im weltweit benutzten Krankheitsschlüssel ICD gelistet, seit 2008 existiert die interdisziplinär erstellte »nationale Leitlinie zur Diagnostik und Therapie des Fibromyalgie-Syndroms«, und die internationale Literatur weist weiterhin jedes Jahr zahlreiche neue Veröffentlichungen auf.

Dr. Wolfgang Brückle, 2011

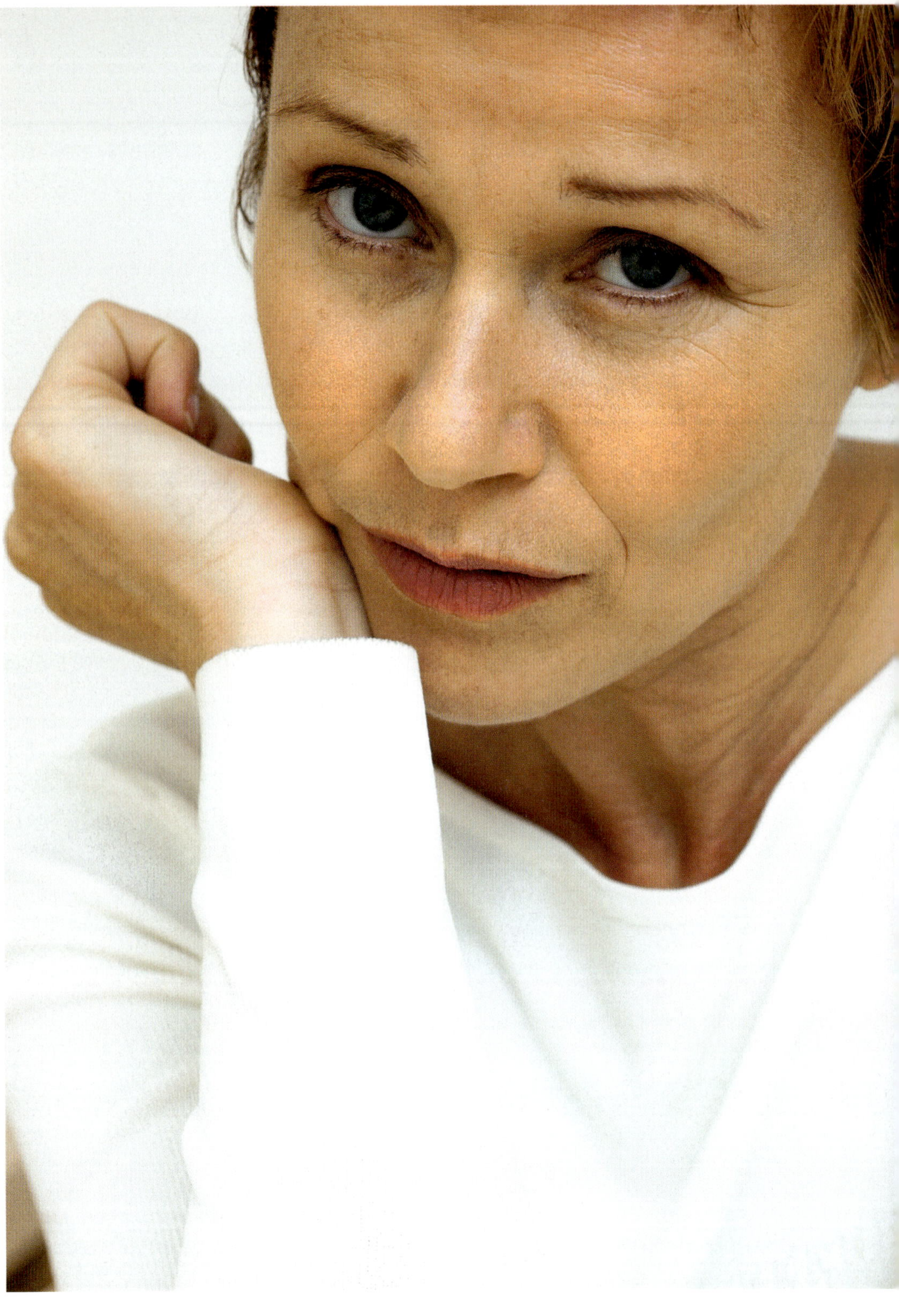

Basiswissen Fibromyalgie und Rheuma

Der ganze Körper tut weh: Fibromyalgie ist eine Schmerzerkrankung, die schwer zu lokalisieren ist und das Leben verändert. Neben den Schmerzen treten oft noch Schlafstörungen und allgemeine Mattigkeit auf.

Rheuma und Weichteilrheuma

Alle rheumatischen Erkrankungen sind durch Schmerzen gekennzeichnet, auch wenn ganz unterschiedliche Ursachen den einzelnen Krankheitsbildern zugrunde liegen. Bis vor 300 Jahren liefen alle rheumatischen Krankheiten unter »Rheuma«. Heute unterscheidet man weit über 400 verschiedene Rheuma-Krankheiten und zusätzlich noch sogenannte Schmerzerkrankungen, von denen vermutlich die häufigste das Fibromyalgie-Syndrom ist.

Was ist Fibromyalgie?

Fibromyalgie ist eine Schmerzerkrankung, die bei den meisten Betroffenen das Leben verändert. Nichts ist mehr, wie es einmal war. Die Schmerzen sind zeitweise, später – in wechselnder Intensität – ständig vorhanden. Sie bestehen krankheitstypisch an vielen Orten des Körpers, manchmal vom Kopf bis zu den Füßen. Zusätzlich treten tagsüber Müdigkeit und schnelle Erschöpfung auf. Der Schlaf ist oft gestört, und er wird am nächsten Morgen als nicht erholsam empfunden. Weitere Beschwerden von jedem Organsystem können hinzukommen. Die Krankheit drückt auf die Seele, führt zu Angst, schlechter Stimmung, depressiven Gedanken.

Die Umwelt kennt diesen vielfältigen Beschwerdekomplex nicht und zweifelt die Beschwerden manchmal an; die Ärzte sind davon nicht ausgenommen. Sie als Betroffene haben selbst Mühe, sich wiederzuerkennen, denken an Zeiten, in denen Sie von morgens bis abends aktiv waren, an Zeiten, in denen Sie anderen viel abgenommen haben und wenig an sich selbst dachten.

Wenigstens ist die Diagnose gestellt, oder zumindest wird vermutet, dass die Suche ein Ende hat.

WICHTIG

Kennzeichen der Fibromyalgie

- Fibromyalgie ist eine Schmerzerkrankung.
- Ständige Schmerzen.
- Schmerzen in allen Teilen des Körpers vom Kopf bis zu den Füßen.
- Auftreten von Müdigkeit und schneller Erschöpfung.
- Wenig erholsamer Nachtschlaf.
- Folge: Angst, schlechte Stimmung, depressive Gedanken.

Fibromyalgie und Rheuma

Traditionell wird das Fibromyalgie-Syndrom zu den rheumatischen Erkrankungen gezählt, da die im Vordergrund stehenden Beschwerden als Schmerzen an den Bewegungsorganen verspürt werden. Die Weltgesundheitsorganisation (WHO) versteht unter Rheuma einen Oberbegriff für Erkrankungen, die mit Schmerzen an den Bewegungsorganen einhergehen, also an den Knochen, Gelenken, Sehnen, Muskeln, Bändern, Gelenkkapseln und Schleimbeuteln. Häufig sind rheumatische Beschwerden auch mit Bewegungseinschränkung verbunden.

Die Forschung der letzten Jahrzehnte hat jedoch gezeigt, dass Rücken, Muskulatur und Sehnen zwar am Anfang der Erkrankung eine auslösende Rolle spielen, später jedoch, wenn die Erkrankung chronisch geworden ist, nur noch »Begleitmusik« sind. Die treibenden Kräfte liegen dann im Zentralnervensystem, dem Gehirn und dem Rückenmark. Der Schmerz hat sich verselbstständigt und benötigt zur Auslösung keine Schädigung eines Gewebes mehr. Wir werden später hierauf zurückkommen. Zu Recht wird nun von einer Schmerzerkrankung gesprochen, auch wenn diese weiterhin mit »rheumatischen« Beschwerden einhergeht.

Der Begriff Rheuma kommt von dem griechischen Wort für »fließen«. Damit haben die alten Griechen schon sehr anschaulich rheumatische Schmerzen beschrieben, die häufig wechselnd von einer Gelenkregion in die andere wandern. Aber auch der »fließende« Charakter der Rheumabeschwerden im Sinne von ausstrahlenden Schmerzen wird mit dem Begriff anschaulich dargestellt.

Was unterscheidet nun ein Syndrom von einer Krankheit? Diese Unterscheidung hat eher wissenschaftliche Bedeutung. Streng genommen sind Krankheiten allein die Syndrome, die nur eine einzige Ursache für ihre Entstehung aufweisen. Klarer wird es sicher an einem Beispiel: Eine Rippenfellentzündung ist erst mal ein Syndrom, denn sie kann zahlreiche Auslöser haben. Ist sie aber nachweisbar durch die Erreger

WISSEN

Bedeutung des Begriffs »Fibromyalgie-Syndrom«

Das Wort Fibromyalgie-Syndrom kommt von fibra (lat. für Faser), mys (griech. für Maus) bzw. muskulus (lat. für Mäuschen oder Muskel) und algos (griech. für Schmerz), wörtlich übersetzt also Faser-Muskel-Schmerz. Der Begriff beschreibt den Schmerz, der häufig am Muskel-Sehnen-Übergang auftritt. Der zusätzliche Anhang »Syndrom« stammt ebenfalls aus dem Griechischen und bedeutet »Zusammenkommen«. Gemeint ist ein Zusammentreffen bestimmter Krankheitszeichen (Symptome).

der Tuberkulose verursacht, kann man sie als »Krankheit« bezeichnen. Diese strenge Unterscheidung wird natürlich im Alltag nicht gemacht. Der Name Fibromyalgie-Syndrom soll aber an dieser Stelle schon mal ganz klar aussagen, dass wir es hier sicher nicht mit einer einzigen Ursache zu tun haben, sondern dass es zahlreiche Auslöser gibt. Auch wir werden im weiteren Text mit den Begriffen abwechseln.

Die Einteilung rheumatischer Erkrankungen

Ganz kurz soll an dieser Stelle auf die Einteilung rheumatischer Erkrankungen eingegangen werden. Dabei lässt sich zeigen, was alles das Fibromyalgie-Syndrom nicht ist.

In vier große Gruppen werden die Rheuma-Erkrankungen aufgeteilt:

- die entzündlichen Erkrankungen der Gelenke, der Wirbelsäule und der Weichteile
- die degenerativen, also verschleißbedingten Gelenk- und Wirbelsäulenerkrankungen
- die sogenannten pararheumatischen Erkrankungen
- die nicht entzündlichen weichteilrheumatischen Erkrankungen

Beim Fibromyalgie-Syndrom handelt es sich also nicht um eine entzündliche Erkrankung wie bei der chronischen Polyarthritis, der Bechterew'schen Erkrankung oder der Polymyalgia rheumatica.

Wir haben es auch nicht mit einer Verschleißerkrankung zu tun wie bei der Arthrose, die an den Gelenken auftritt, oder bei der Spondylose, die an der Wirbelsäule zu finden ist.

Pararheumatische Erkrankungen sind Folgen von Stoffwechselstörungen, die als Gicht an Gelenken oder Osteoporose und ihren Folgen an der Wirbelsäule auftreten können. Sie haben keine Verbindung zum Fibromyalgie-Syndrom.

Allein die weichteilrheumatischen Erkrankungen zeigen Verwandtschaft zum

▼ Der Ellbogen ist oft betroffen, wenn weichteilrheumatische Veränderungen auftreten (»Tennisellbogen«).

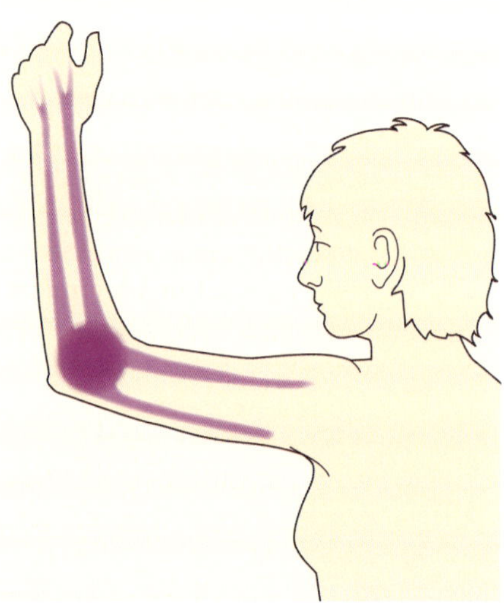

Fibromyalgie-Syndrom. Zu ihnen gehören u.a. der Tennisellbogen, der aufgrund von Zugluft verspannte Nacken und die beim Heben schmerzhafte Schulter. Häufig treten in einer Gelenkgegend mehrere weichteilrheumatische Veränderungen zusammen auf, sodass man von einer Periarthropathie spricht. Dabei ist oft die Schulter unter Einbeziehung mehrerer Sehnen betroffen. Sehnen und Schleimbeutel, die die Sehnen schützen, werden gereizt, wenn aufgrund von Muskelverspannungen der Oberarmkopf gegen das Schulterdach gedrückt wird. Da Schmerz die Muskelverspannung fördert und die Muskelverspannung wiederum Schmerzen verstärkt, entsteht ein Teufelskreis, der sich nur durchbrechen lässt, wenn von außen die Schmerzen oder die Verspannung unterbrochen werden.

WICHTIG

Weichteilrheumatische Erkrankungen:

- Tennisellbogen
- aufgrund von Zugluft verspannter Nacken
- schmerzhafte Schulter beim Über-Kopf-Heben
- Muskelverspannungen

Angelika G.

» Verkrampfungen im Kopf

Meiner Meinung nach sind Frauen deshalb anfälliger für Fibromyalgie als Männer, weil sie sich mehr Sorgen und Gedanken machen und Probleme bei sich anhäufen. Bei mir war es nicht anders.

Vor siebzehn Jahren nahm die Krankheit ihren Anfang. Ich bin sehr emotional, möchte den Dingen auf den Grund gehen und habe das große Bedürfnis, mich darüber auszutauschen. Mein Ehemann war eher das Gegenteil von mir. Dieses gegenseitige Schweigen fraß sich mir in die Seele, ich verkrampfte, meine Muskulatur verhärtete sich.

Nach ein paar Hürden gelang es uns dann, unseren Kinderwunsch zu realisieren, und unser erstes Kind, eine Tochter, wurde geboren. Ich glaubte, mein Ziel, die heile, intakte Familie, erreicht zu haben. Doch es war nicht so. Unser zweites Kind, ein Sohn, kam zur Welt. Über unsere Wünsche, Erwartungen, Sehnsüchte sprachen mein Mann und ich kaum. Diese Verkrampfungen im Kopf führten bei mir zu erheblichen Schulterverspannungen. Die Ärzte, die ich konsultierte, stellten bei mir nichts fest.

Dann besuchte ich vor rund sieben, acht Jahren eine Rheumaklinik, in der die Fibromyalgie bei mir diagnostiziert wurde. Nach all den Selbstzweifeln bezüglich meiner Krankheit, der Ablehnung durch die Umgebung und dem Unverständnis seitens der Ärzte fühlte ich mich hier wohl und gut aufgehoben. Die Behand-

lungen schlugen positiv an, und die guten Vorsätze waren auch wieder da. Doch ein Jahr später war der alte Zustand der Unentspanntheit abermals erreicht. Ich merkte, dass ich mich erneut für alles viel zu sehr verantwortlich fühlte, dass ich mich zu stark vor anderer Leute Karren spannen ließ und darüber mich und meine Bedürfnisse gänzlich vergaß.
Die Quittung für dieses Verhalten bekam ich bald: Mein Zustand verschlimmerte sich dramatisch, ich litt unter massiven Schlafstörungen, und die Schmerzen im Schulter-Nacken-Bereich, in den Armen, Händen, Oberschenkeln und im Po nahmen in unerträglicher Weise zu. Der Schmerz fühlte sich wie ein trockenes Brennen und unangenehmes Kribbeln an. Ich hatte das Gefühl, dass Körper, Geist und Seele nicht mehr im Einklang sind.
Bald schon merkte ich, dass ich besser schlafe, wenn ich mir nicht alles so zu Herzen nehme und mir weniger Sorgen mache. Die Probleme sollten die Dimension behalten, die sie tatsächlich haben. Ich neige dazu, sie noch größer zu machen, als sie sind. Vor Kurzem erzählte ich einer Psychologin meine Geschichte, und allein das hat mir schon geholfen, wieder freier und entspannter zu werden. Mit den Jahren habe ich gelernt, besser auf mich zu hören, auf die Signale meines Körpers zu achten, nicht jedes Problem anzunehmen, das mir über den Weg läuft, und auch einmal Nein zu sagen. Die Schmerzen wurden weniger, waren aber nach wie vor da. Ich bin, wie ich finde, auf einem sehr guten Weg und schon viel weiter als noch vor ein paar Jahren.«

Ein wenig Anatomie

Patientinnen mit Fibromyalgie verspüren ihre Schmerzen im Bereich der Wirbelsäule und der Gelenke. Sie sind oft verunsichert, wenn der Arzt ihnen erklärt, dass sie kein Gelenkleiden und auch keine Wirbelsäulenerkrankung haben, obwohl sie vielleicht schon früher auf diese Diagnosen hin behandelt wurden.

Der einfachste Weg, hier Klarheit zu schaffen, ist die nähere Betrachtung der Gelenke und der sie umgebenden Gewebe (an der Wirbelsäule sehen die anatomischen Strukturen ähnlich aus):

Ein Gelenk besteht immer aus zwei Knochenenden, die beweglich miteinander verbunden sind. Damit der Knochenkontakt schonend erfolgt, sind die Knochenenden mit Knorpel überzogen. Zwischen den beiden Knorpelanteilen befindet sich etwas Gelenkflüssigkeit, die den Reibungsverlust als »Gelenkschmiere« vermindert und zusätzlich auch den Gelenkknorpel ernährt. Das Gelenk ist zu seinem Schutz manschettenartig von der Gelenkkapsel umgeben. Ihre Innenseite ist von der Gelenkinnenhaut ausgekleidet, die die Gelenkflüssigkeit produziert. Damit das

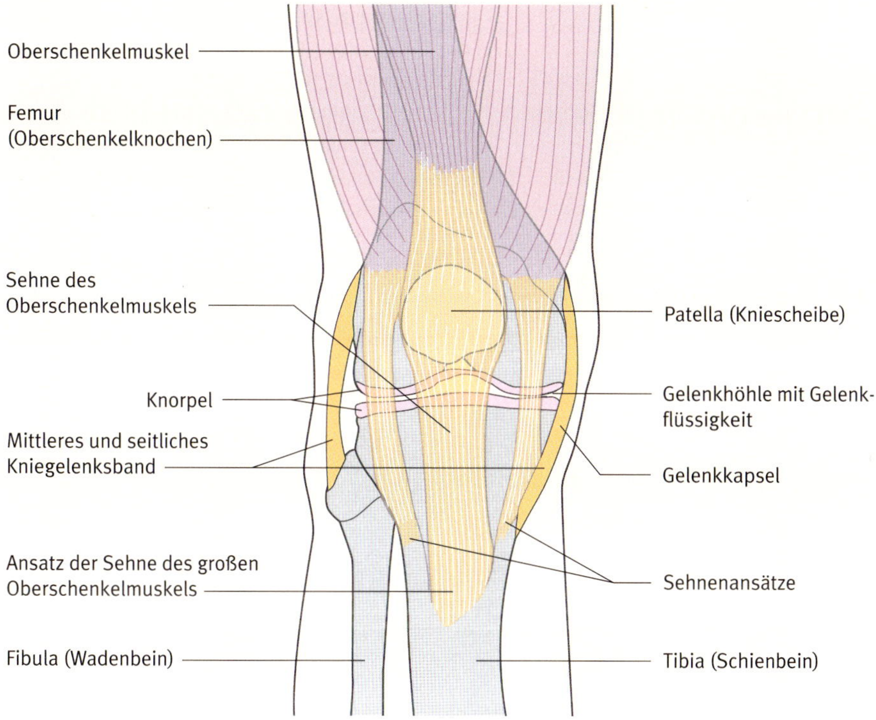

▲ Das Kniegelenk von vorn.

Gelenk sowohl seine Bewegungsfunktion erfüllen als auch Stabilität gewährleisten kann, ist es von Muskeln und Bändern umgeben. Die Muskeln setzen nicht direkt am Knochen an, sondern enden an beiden Seiten in Sehnen.

Gelenke existieren nicht nur an Armen, Beinen und im Kiefer, sondern u.a. auch zwischen den einzelnen Wirbelkörpern und zwischen den kleinen Wirbelgelenken, zwischen Wirbelsäule und Rippen, zwischen Brustbein und Rippen und Schlüsselbeinen sowie zwischen Wirbelsäule und Becken (Kreuz-Darmbein-Gelenk).

Sehnen haben die Aufgabe, die Bewegung der Muskeln auf die Knochen zu übertragen, ohne sich selbst wie die Muskeln in der Länge zu verändern. An der Stelle, an der die Sehnen in den Knochen übergehen, sind sie wie ein Seilende aufgefasert und mit den einzelnen Fasern im Knochen verankert. Diese Stellen sind besonderer Belastung ausgesetzt.

Jede länger bestehende Muskelverspannung belastet die zugehörigen Sehnen,

WISSEN

Folgen von Muskelverspannungen

Muskelverspannungen bewirken einen Dauerzug an ihren Sehnenenden, insbesondere an den Stellen, an denen die Sehne in den Knochen übergeht. Da die Schmerzen in die Umgebung ausstrahlen und die Sehnenansätze in der Regel sehr nah an den Gelenken liegen, wird verständlich, dass Betroffene und Ärzte bei von der Fibromyalgie verursachten Beschwerden manchmal zuerst an eine Gelenk- oder eine Wirbelsäulenerkrankung denken.

und eine Sehnenreizung irritiert auch die entsprechende Muskulatur. Meist sind die Muskelverspannungen auf einen Körperabschnitt begrenzt, doch können bei Weiterleitung der Verspannung wie bei einer Kettenreaktion weitere Muskel-Sehnen-Einheiten und so ein ganzer Arm oder ein ganzes Bein betroffen sein.

Auch an der Wirbelsäule finden sich zahlreiche Muskeln, meist sogar in mehreren Schichten übereinander. Bei Überlastung – gleich welcher Art – kommt es zur Muskelverspannung und in der Folge auch zu Schmerzen an Sehnenansätzen im Bereich der Wirbelsäule, des Beckens und des Hinterkopfes.

Eine Krankheit kommt auf leisen Sohlen

Im Gegensatz zu anderen Krankheitsbildern, die eindeutig zu diagnostizieren sind, fällt es bei der Fibromyalgie oft schwer, sie genau festzustellen. Für Betroffene bedeutet die Suche nach den Ursachen für ihre Krankheit einen meist entmutigenden Gang durch zahlreiche Arztpraxen. Darunter leidet auch das Selbstbewusstsein. Denn wer ist schon gerne krank ohne nachweisbare medizinische Symptome?

Schmerz ist der Name der Fibromyalgie, der Schatten, der die Betroffenen begleitet, lange, oft dauerhaft. Die Erkrankung kommt vorsichtig und leise, wie ein Dieb in der Nacht: ab und zu Rückenschmerzen, dann die Schulter, schließlich folgt der ganze Arm. Wenn körperliche und psychische Erschöpfung zusammentreffen, erkennen sich die Frauen selbst nicht mehr, reagieren oft mit Appellen an sich selbst wie sich zusammenzureißen, sich nicht so anzustellen. Sie zeigen keine Schwäche – und wenn doch, sind sie sehr sensibel, wenn Kräfteeinbußen nach außen auffallen, »wo du doch so gut und gesund aussiehst«. Ja, die Fibromyalgie steht nicht auf die Stirn geschrieben; Gott sei Dank, manchmal auch leider.

Das Fatale ist, dass Verschleißerscheinungen der Wirbelsäule und Gelenke, Bandscheibenerkrankungen auch bei Fibromyalgie-Betroffenen auftreten. Sie werden auf Röntgenbildern und mit anderen bildgebenden Verfahren entdeckt, die im Rahmen der Schmerzabklärung durchgeführt werden und oft zur Diagnose »Arthrose« oder »Bandscheibenvorfall« führen. Das Hauptproblem wird jedoch lange Zeit nicht diagnostiziert. Warum auch, ein vermeintlicher Übeltäter ist ja gefunden. Die Betroffenen, die mit Recht für ihre im Vordergrund stehenden ausgedehnten Beschwerden eine Erklärung und Hilfe suchen, dehnen ihre Suche aus und irren wie einst der Grieche Odysseus über Jahre umher.

Manchmal bedrückt noch mehr als die Schmerzen die eigene Veränderung, die sich die Fibromyalgie-Betroffenen nicht erklären können. Wie kann es geschehen, dass sie, die einst perfekt Haushalt, Beruf und Familie gemanagt haben, nun nicht mal mehr einfache Alltagsverrichtungen auf die Reihe bekommen. Sie fassen es nicht, dass sie, die alles gut im Griff hatten, jetzt die eigene Tasse nicht mehr halten können und diese auf dem Fußboden zerschellt. Hier geht nicht nur Porzellan, sondern auch Selbstvertrauen und Lebensmut zu Bruch.

Dann die vielen anderen Veränderungen, die Sensibilität nicht nur auf Worte und spitze Fragen, sondern auch auf Lärm, Gerüche und Hektik. Auch der Magen und Darm, die Blase und die Augen sind gereizt, nervöse Herzbeschwerden, Spannungskopfschmerzen und Wetterfühligkeit kommen hinzu. Selbst ein liebevoller, ermunternder Griff am Oberarm wird als brennender Schmerz empfunden.

Ines S.

» Viereinhalb Jahre nur Schmerzen

Seit 2007 plagten mich unerklärliche Schmerzen in den Armen und in den Handgelenken. Ich konnte nichts Schweres mehr heben, und mitunter glitten mir auch Gegenstände aus den Händen. Daraufhin suchte ich meinen Hausarzt auf, der mir wegen eines unerkannten Zeckenbisses zunächst Antibiotika verschrieb. Das führte aber zu einer Verschlimmerung der Schmerzen, sodass ich nach sechs Wochen eine Rheumaklinik aufsuchte. Aber auch dort konnte bei mir weiter nichts festgestellt werden. Mir wurden Schmerzmittel verordnet, die mir jedoch ziemlich stark auf den Magen schlugen.

Im gleichen Jahr trat ich eine orthopädische Reha-Behandlung an, die mir Erleichterung brachte, sodass ich wieder arbeiten gehen konnte. Ich glaubte schon, das Schlimmste überwunden zu haben: Die Schmerzen waren zwar nicht ganz weg, schränkten mich aber nicht in einem solchen Maß ein wie zuvor.

Das Jahr 2008 belehrte mich eines Besseren: Zu den vorhandenen Schmerzen kamen noch Schmerzen im Schulter-Nacken-Bereich sowie in den Knie- und Fußgelenken. Ich suchte wieder meinen Hausarzt auf, der mich in physiotherapeutische Behandlung schickte und mir eine Wärmebehandlung (Fango) verordnete. Die Wärme tat mir gut und linderte ein wenig die Schmerzen.

Mitte 2010 gab es einen neuen Schub, und ich hatte nun auch Muskelschmerzen in den Oberschenkeln und in den Waden. Die Kälte der Wintermonate führte dazu, dass ich arbeitsunfähig wurde.

Im Februar 2011 äußerte mein Hausarzt zum ersten Mal den Verdacht, dass ich unter einem Fibromyalgie-Syndrom (FMS) leiden könnte. Hinzu kamen bei mir Magenbeschwerden und Kopfschmerzen. Ich stellte einen Reha-Antrag, der bewilligt wurde, und reiste zur Kur nach Bad Pyrmont. Anfang Juli wurde durch den dort behandelnden Arzt Fibromyalgie bei mir diagnostiziert. Mir fiel ein Stein vom Herzen, denn nun wusste ich endlich, was mich all die Jahre geplagt hatte. Ich musste mich von meiner Umgebung nicht länger als Hypochonder schief anschauen lassen.«

Das Beschwerdebild der Fibromyalgie

Schmerzen stehen im Vordergrund des Fibromyalgie-Syndroms. Doch kommen zahlreiche Allgemeinbeschwerden wie Schlafstörungen und Müdigkeit hinzu. Vielfältige Organbeschwerden ergänzen das »Orchester« des umfassenden Krankheitsbildes.

Am Morgen wurde sie gefragt, wie sie geschlafen habe. »Oh, schrecklich schlecht!«, sagte die Prinzessin. »Ich habe meine Augen die ganze Nacht nicht geschlossen! Gott weiß, was das im Bette gewesen ist. Aber auch nicht eine Minute habe ich schlafen können. Ich habe auf etwas Hartem gelegen, sodass ich braun und blau über meinen ganzen Körper bin! Es ist ganz entsetzlich!« ... So empfindlich konnte niemand sein außer einer wirklichen Prinzessin.

Echte Prinzessinnen sind seit den Tagen des großen Erzählers Hans-Christian Andersens selten geworden, wogegen vielfältige Schmerzen am ganzen Körper, verbunden mit quälenden Schlafstörungen, in den meisten Arztpraxen keine Seltenheit darstellen.

Schmerzen am ganzen Körper

Im Vordergrund der Beschwerden bei Fibromyalgie stehen Schmerzen, die meistens an einer oder wenigen Stellen beginnen und sich im Laufe von Jahren über den gesamten Bewegungsapparat ausbreiten können, was für die Betroffenen verständlicherweise sehr belastend ist.

Die Wirbelsäule ist häufig zuerst betroffen, meist im Bereich des Kreuzes mit Ausstrahlung in das Gesäß, die seitlichen Hüften und manchmal bis ins Knie. Ähnlich oft beginnen die Beschwerden im Nacken, ziehen schmerzhaft in den Hinterkopf, manchmal auch in die Schultern, später in die Ellbogen und Hände. Ebenfalls befallen werden die Kiefermuskeln. Hier kommt es bei Verspannung zu nächtlichem Zähneknirschen mit großer Belastung für die Kiefergelenke und Zähne. Schmerzen in der Brustbeinregion können im Rahmen der Fibromyalgie bei den Betroffenen Herzangst hervorrufen. Selbst die Finger- und Zehengelenke können

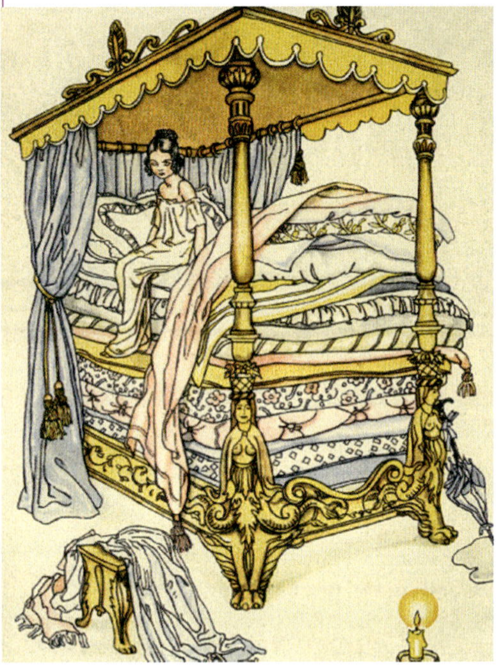

schmerzhaft betroffen sein. Bei jeder Erkrankten ist der Verlauf anders, und auch das Befallmuster variiert individuell.

Morgens besteht oft eine allgemeine Steifigkeit mit Schmerzen beim Bewegen, die über eine Viertelstunde anhalten kann. Wie nach der Nacht verstärken sich die Schmerzen bei Fibromyalgie auch nach längeren Ruhephasen tagsüber, insbesondere nach langem Sitzen. Bewegung führt dagegen fast immer zu einer Linderung. Die Schmerzen werden oft vergleichbar mit einem starken Muskelkater geschildert, und die Betroffenen haben das Gefühl, als seien alle Sehnen zu kurz.

◀ »Nicht eine Minute habe ich schlafen können!« – So gerädert wie die Prinzessin im Märchen fühlen sich viele Fibromyalgie-Patientinnen am Morgen.

Nicht nur die Muskeln schmerzen

Fibromyalgie-Betroffene kennen zahlreiche weitere Beschwerden, die im Einzelfall sogar noch unangenehmer und belastender sein können als die eben beschriebenen. Während die Weichteilschmerzen in jedem Fall vorhanden sind, tritt von den übrigen Symptomen nur ein Teil bei den Betroffenen auf. Im Vordergrund stehen eine allgemeine Leistungsschwäche und eine Neigung zu schneller Erschöpfung, Müdigkeit und Schlappheitsgefühl, was medizinisch auch als Fatigue-Symptomatik beschrieben wird.

Weiterhin besteht sehr häufige eine Schlafstörung, auf die später noch näher eingegangen wird. Am folgenden Tag fühlen sich die Betroffenen unausgeruht und zerschlagen.

Neben der Steifigkeit kann auch ein Schwellungsgefühl in den Händen und im Gesicht am Morgen auftreten. Gelegentlich lässt sich die Schwellung auch deutlich darstellen, wenn die Ringe nicht auf die Finger gesteckt werden können. Gelegentlich kommt es zu einer äußerlich nicht erkennbaren Schwellung im Inneren des Handgelenks, die eine Beengung der Nerven, die vom Unterarm zu den Fingern führen, zur Folge hat. Wenn es dadurch zu einer Gefühlsstörung, Missempfindung und einem Kribbeln sowie nächtlichen Schmerzen in den Fingern kommt, wird diese Beeinträchtigung Karpaltunnel-Syndrom genannt.

Weitere Beschwerden sind kalte Hände und Füße, aber auch häufiges Frieren, sogar bei hochsommerlichen Temperaturen, manchmal auch Schweißneigung, oft schon bei kleinen Anstrengungen. Wetterempfindlichkeit, besonders auf Kälte, Nässe und Wind oder den Wechsel von Hoch- auf Tiefdruck oder umgekehrt, besteht sehr häufig. Kreislaufprobleme mit Schwarzwerden vor den Augen bei schnellem Aufstehen und Schwindelgefühl gehören ebenfalls zu dem Beschwerde-Repertoire der Fibromyalgie.

Fast regelhaft werden Beschwerden im Bereich des Verdauungssystems genannt. Sie beginnen beim »Kloßgefühl« im Hals und können sich in Form von Völlegefühl und Oberbauchschmerzen, »Aufgeblähtsein« und schließlich Störungen des Stuhlgangs von Verstopfung bis zur Durchfallneigung zeigen. Weitere Beschwerden im Unterbauch sind Brennen beim Wasserlassen, das zu selten oder zu häufig stattfindet, und sehr schmerzhafte Menstruationsbeschwerden.

Hinzu kommen Beschwerden in Form unkontrollierter, gesteigerter Atmung bis zur Hyperventilation sowie Herzklopfen (meist in Ruhe), Extraschläge, die als Angst machend empfunden werden, bis zu dem Gefühl, das »Herz springe aus dem Hals«. Bei ärztlicher Abklärung treten in aller Regel keine Organschäden zutage. Oft kommt es zu Gefühlsstörungen in den Händen, im ganzen Arm und in den Beinen. Bei dem Erkrankungsbild finden sich auch deutlich häufiger als in der Gesamtbevölkerung »unruhige Beine«, das Restless-Legs-Syndrom, und migräneartige Kopfschmerzen.

WISSEN

Schmerzpunkte bei Fibromyalgie

Schmerzen treten bevorzugt am Rücken und im Nacken bis in den Hinterkopf auf, an der Hüfte und den Seiten der Oberschenkel, am Schultergürtel, im Brustbereich und in der Umgebung von Kiefer-, Ellbogen-, Hand-, Knie- und Sprunggelenken. Auch längeres Sitzen hat Schmerzen zur Folge. Deshalb trägt Bewegung grundsätzlich zu deren Linderung bei.

Nicht selten treten noch weitere Beschwerden auf, die von den Betroffenen oft nicht der Fibromyalgie zugeordnet werden. Es sind kurz dauernde Seh-, aber auch Hörstörungen sowie Ohrgeräusche, Lärmempfindlichkeit und ausgeprägte Geruchsempfindlichkeit. Diese Empfindungsstörungen zusammen mit der Berührungs- und Druckempfindlichkeit, den Temperaturempfindungsstörungen, der Wetterfühligkeit und den besonders belastend erlebten Konzentrations-, Gedächtnis- und Wortfindungsstörungen führten dazu, dass einige amerikanische Ärzte den Begriff Hypersensitivitäts-Syndrom für die Fibromyalgie vorschlugen. Untersuchungen ergeben glücklicherweise auch für die hier genannten Beschwerden meist keine Organschädigungen, da die Störungen in der Regel durch eine Verspannung der Muskulatur, Irritation von Nerven sowie mit innerer Anspannung erklärt werden können.

Häufig auftretende Beschwerden bei Fibromyalgie

- allgemeine Leistungsschwäche
- Neigung zu schneller Erschöpfung, Müdigkeit und Schlappheitsgefühl (Fatigue-Symptomatik)
- Schlafstörung
- Steifigkeit
- am Morgen Schwellungsgefühl in den Händen und im Gesicht
- kalte Hände und Füße
- Wetterempfindlichkeit, besonders auf Kälte, Nässe, Wind
- Kreislaufprobleme mit Schwarzwerden vor den Augen bei schnellem Aufstehen
- Schwindelgefühl
- Beschwerden im Bereich des Verdauungssystems
- Brennen beim Wasserlassen
- schmerzhafte Menstruationsbeschwerden
- gesteigerte Atmung bis zur Hyperventilation
- Herzklopfen
- Gefühlsstörungen in den Händen, im ganzen Arm und in den Beinen
- unruhige Beine (Restless-Legs-Syndrom)
- migräneartige Kopfschmerzen
- Seh- und Hörstörungen
- Empfindungsstörungen
- Konzentrations-, Gedächtnis- und Wortfindungsstörungen
- depressive Beschwerden, Ängste

Viele Fibromyalgie-Patientinnen klagen auch über depressive Symptome, z. B. ständiges Grübeln, plötzlichen Tränenfluss ohne erkennbaren Auslöser, aber auch über Verzweiflung, allgemeine Interesselosigkeit und Rückzug vom gesellschaftlichen Leben; andere berichten über eine Angstsymptomatik. Wie vielfältig sowohl die organischen als auch die seelischen Symptome bei der Fibromyalgie sein können, zeigt die folgende Krankengeschichte der Melanie S.

Melanie S.

» Meine Krankheitsgeschichte

Melanie S. hatte schon in der Schule immer wieder Kreuzschmerzen, sodass ihr im Alter von zwölf Jahren eine Gipsschale für die Nacht angefertigt wurde, an die sie mit Grauen zurückdenkt. Nach der Pubertät ging es ihr für wenige Jahre ganz gut, und nur eine Blinddarmoperation ist erwähnenswert. Nach Abschluss der Realschule mit siebzehn ging Melanie S. für ein Jahr nach England zum Fremdsprachenunterricht. Sie fühlte sich bei der ersten und auch der zweiten Gastfamilie aus verschiedenen Gründen sehr unwohl und musste sich wegen starker Nacken- und Schulterschmerzen in ärztliche Behandlung begeben. Kurze Zeit später schmerzten auch Ellbogen und Knie.

»Nach fünf Monaten kehrte ich nach Deutschland zurück, da ich sehr große Schmerzen hatte und mich allgemein krank und schwach fühlte. Der Hausarzt dachte nach einer Laboruntersuchung an Rheuma und empfahl, die Mandeln zu entfernen. Doch die Beschwerden blieben. Einige Rheumamittel und Schmerztabletten halfen nur kurze Zeit, und ich bekam zusätzlich Magenbeschwerden. Zu dieser Zeit trennte sich mein Vater von meiner Mutter und zog aus.

Inzwischen waren auch die Kreuzschmerzen wieder aufgetreten. Einmal waren die Beschwerden so heftig, dass ich ohnmächtig wurde. Bei einer Kernspintomografie wurde dann ein leichter Bandscheibenvorfall festgestellt. Ich war häufig sehr traurig, da meine Freundinnen in die Diskothek gingen und ich wegen der Rückenschmerzen und allgemeinen Erschöpfung früh im Bett lag. Aufgrund der Schmerzen konnte ich aber nur wenige Stunden mit Unterbrechungen schlafen. Häufig hatte ich auch Bauchschmerzen, verstärkt während der Menstruation.

Schmerzen und Erschöpfung nahmen überhand

Eigentlich wollte ich eine Friseurlehre machen, doch traute ich mir das wegen meiner vielen Krankheiten nicht zu. Glücklicherweise fand ich eine Lehrstelle in der Verwaltung. Mit 21 Jahren habe ich geheiratet. Leider haben wir aber keine Kinder bekommen. Zwischenzeitlich ging es mir einige Jahre etwas besser.

Als ich 25 war, wurde bei neuen Untersuchungen – die Bauchschmerzen quälten mich erneut – ein Myom, eine gutartige Gebärmuttergeschwulst, entdeckt. Da mir die Ärzte eine Operation empfahlen und auch eine Besserung der Kreuzschmerzen in Aussicht stellten, willigte ich ein. Leider wurde meine Hoffnung bezüglich der Rückenschmerzen nicht erfüllt. Meine Krankheitszeiten häuften sich, und ich hatte große Ängste, wie es weitergehen sollte.

Jetzt stellte sich auch die Frage, ob eine Operation des Bandscheibenvorfalls, der durch eine Untersuchung in der Röhre erneut bestätigt worden war, versucht werden sollte, nachdem auch eine stationäre Rehabilitation über die Rentenversicherung keine nennenswerte Besserung erbracht hatte. Zu dieser Zeit kam ich zu meinem jetzigen Hausarzt. Er war sich ziemlich sicher, dass ich an einer Fibromyalgie litt, und erklärte mir, dass all die vielen Beschwerden und Diagnosen, die ich inzwischen hatte, zum Beschwerdebild der Fibromyalgie gehörten. Ein Rheumatologe bestätigte die Diagnose, und beide Ärzte rieten von der Bandscheibenoperation ab.

Endlich die richtige Diagnose

Das ist jetzt fünf Jahre her. Die Schmerzen sind beileibe nicht verschwunden. Aber ich bin stärker geworden. Ich habe nicht mehr die große Angst vor der unbekannten Krankheit und nicht mehr den Druck, dass ich immer wieder einen neuen Spezialisten aufsuchen muss, um nichts unversucht zu lassen. Ich weiß, dass mein Arzt mir meine Beschwerden glaubt und mit mir gegen die Krankheit verbündet ist, auch wenn man keine Wunder erwarten darf.

Kaum noch Medikamente

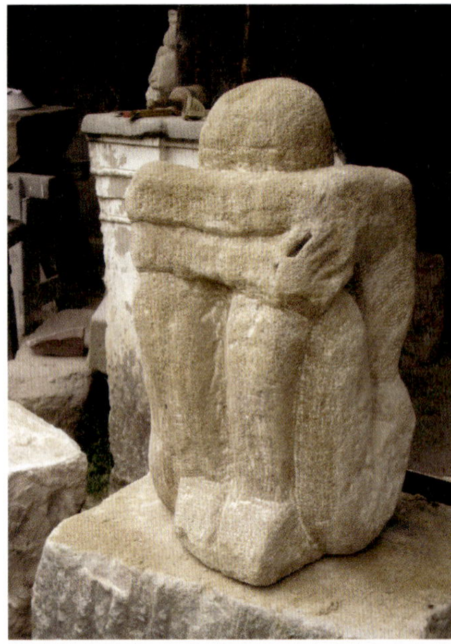

▲ Schmerzen plagen viele Fibromyalgie-Patientinnen.

Ich habe inzwischen gelernt, dass meine Krankheit keine große Seltenheit ist. Von Zeit zu Zeit treffe ich mich mit anderen Betroffenen und kann Menschen, die mit der Krankheit noch nicht so gut zurechtkommen, mit meiner Erfahrung helfen. Ich nehme jetzt kaum noch Medikamente und habe sogar – was ich mir immer gewünscht hatte – mit dem Reitsport begonnen. Ich mache täglich eine Viertelstunde Gymnastik und gehe wöchentlich schwimmen.

Viel geholfen hat mir auch eine dreivierteljährige Gesprächstherapie, der ich anfangs sehr skeptisch gegenüberstand. Ich dachte, das wäre das klare Eingeständnis, einen psychischen Knacks zu haben. Dabei fühlte ich mich im Kopf eigentlich sehr normal. Die Therapie hat mir im doppelten Sinn den Rücken gestärkt, und ich habe verstanden, dass ich dabei etwas Außerordentliches und etwas Gutes für mich tue. Ich habe den hohen Anspruch an mich und andere, dem ich immer hinterherhinkte, heruntergeschraubt und habe nicht mehr das zwingende Bedürfnis, es allen (einschließlich meinen Ärzten und Therapeuten) recht zu machen.

Neues Selbstvertrauen

Mein Mann hat sich inzwischen von mir getrennt; er sagt, er verstehe mich nicht mehr und komme mit mir nicht mehr zurecht. Offensichtlich habe ich mich sehr verändert, aber ich kann mich selbst wieder leiden und bin überzeugt, dass ich auch meine Krankheit besiegen werde.«

Verlauf der Erkrankung

Wie am Beispiel von Melanie S. zu sehen ist, entwickelt sich das volle Krankheitsbild der Fibromyalgie selten in kurzer Zeit. Ausgangspunkt ist meist ein einfaches Beschwerdebild, meist ein Rückenschmerz, wie er bei fast allen Menschen einmal oder mehrfach im Leben auftritt. Zu diesem Zeitpunkt spricht man natürlich noch nicht von einer Fibromyalgie.

Plötzlich breitet sich das Beschwerdebild weiter aus, anstatt unter den üblichen Therapien wieder zu verschwinden. Auch hier handelt es sich noch nicht um ein Fibromyalgie-Syndrom; vielleicht aber kann man die Entwicklung manchmal schon erahnen. Schlafstörungen und andere Symptome außerhalb der Bewegungsorgane treten auf. Immer wieder kommt etwas Neues hinzu, und das Ganze wird zunehmend chronisch.

Der Krankheitsverlauf ist sehr unterschiedlich und hängt von vielen Faktoren ab. Manchmal kommt es am Anfang auch zu monatelanger, manchmal jahrelanger völliger oder weitgehender Rückbildung der Beschwerden. Oft ist der Verlauf aber auch von Anfang an kontinuierlich ansteigend.

Natürlich beeinflussen auch therapeutische Maßnahmen die Erkrankung, wenn auch in der Regel keine völlige Heilung eintritt. Sie können die oftmals sehr starken Schmerzen und die anderen Symptome so weit lindern, dass meist eine befriedigende Lebensqualität mit der Fähigkeit, den Alltag wieder zu meistern, erreicht wird.

Trotz der belastenden chronischen Schmerzen ist die Erkrankung nicht lebensbedrohend und führt auch bei langem Verlauf nicht zur Gelenkversteifung oder zu Zerstörungen an der Wirbelsäule, der Muskulatur und den inneren Organen, wie manche Betroffene befürchten.

WICHTIG

Krankheitsverlauf bei Fibromyalgie

Bei allen Formen der Fibromyalgie gibt es wellenförmige Schwankungen. Morgens sind die Beschwerden meist stärker als abends und in der nasskalten Jahreszeit im Frühjahr und Herbst heftiger als im Sommer. Zu jedem Zeitpunkt kann eine teilweise, selten auch eine völlige Rückbildung des Beschwerdebildes erfolgen. Ein erneutes Auftreten ist jedoch ebenfalls möglich.

Die Geschichte der Fibromyalgie

Korrekt ausgedrückt, spricht man – wie eingangs erwähnt – bei der Erkrankung vom »Fibromyalgie-Syndrom«.

Das Anhängsel »Syndrom« weist darauf hin, dass die Erkrankung nicht auf einer einzigen Krankheitsursache beruht, sondern unterschiedliche Ursachen für das Beschwerdebild verantwortlich sein können. Das heißt, dass bei einer Patientin eine schwere und lange Überlastung, bei einer anderen ein Autounfall, bei der nächsten verletzende Kindheitserlebnisse und bei wieder jemand anderem eine chronische Polyarthritis der wichtigste Auslöser sein kann.

Das Fibromyalgie-Syndrom ist keine neue Erkrankung, sondern begleitet die Menschheit vermutlich schon seit Jahrhunderten. Eine erste ausführliche Krankheitsbeschreibung stammt von Gowers unter dem Namen »Fibrositis« (1904), da ein entzündliches Krankheitsgeschehen angenommen wurde. Der Begriff »Weichteilrheumatismus« wurde schon vor 100 Jahren verwendet und findet sich auch heute noch gelegentlich als »Generalisierter Weichteilrheumatismus«. Seit 1972 haben H. Smythe und M. B. Yunus Krankheitskriterien erarbeitet. Seit den 1980er-Jahren wird der Begriff Fibromyalgie in den USA verwendet.

In Deutschland bzw. in der Schweiz beschäftigten sich seit den 1970er-Jahren H. Mathies und W. Müller mit der Erkrankung. 1990 wurden nach einer Studie in den USA unter Federführung von F. Wolfe die »ACR-Kriterien« veröffentlicht, die seitdem international verwendet werden. Im gleichen Jahr erfolgte eine etwas exaktere Beschreibung der Erkrankung (Generalisierte Tendomyopathie) durch Müller für den europäischen Raum. Der Begriff »Fibromyalgie«, in den folgenden Jahren durch »-Syndrom« ergänzt, setzte sich in kurzer Zeit weltweit durch.

Ein weiterer Meilenstein war in Deutschland die Einführung des Begriffs »Fibromyalgie-Syndrom« in den internationalen Diagnose-Code ICD, der weltweit von Renten- und Krankenversicherungen benutzt wird. Seit 2005 ist im derzeit gültigen ICD-10 die Erkrankung als M 79.70 codiert. 2008 erschien unter Federführung von W. Häuser die interdisziplinäre Leitlinie Fibromyalgie Syndrom, an der zehn ärztliche Fachgesellschaften und zwei Selbsthilfegruppen mitgearbeitet hatten. Im gleichen Jahr wurde auch eine Patientenversion veröffentlicht (Seite 114).

Wen befällt die Fibromyalgie?

Die meisten Patientinnen werden im mittleren Lebensalter (35–55. Lebensjahr) von der Fibromyalgie befallen. Die Entwicklung von einem Symptom bis zur klassischen Erkrankung dauert durchschnittlich sieben Jahre. Am Anfang kann eine sichere Diagnose natürlich noch gar nicht gestellt werden, da ein Großteil der für die Erkrankung typischen Symptome fehlt.

Auch Jugendliche und – selten – Kinder können Fibromyalgie bekommen. Das Krankheitsbild ähnelt dem Leiden beim Erwachsenen, jedoch ist die Steifigkeit ausgeprägter.

Lange Zeit nahm man an, dass sich die Fibromyalgie automatisch im höheren Lebensalter meist deutlich bessert. Das kann leider aus heutiger Sicht nicht bestätigt werden.

Frauen sind etwa achtmal häufiger von der Fibromyalgie betroffen als Männer. Der Anteil von Fibromyalgie-Patientinnen an der Bevölkerung liegt bei ein bis zwei Prozent. Das heißt, in Deutschland gibt es weit über eine Million Betroffene.

Schmerzen in der Bevölkerung

Chronische Schmerzen werden bei zehn Prozent der erwachsenen Bevölkerung angegeben. Hier beträgt das Verhältnis Frauen zu Männern 2 : 1.

Schätzungen für Deutschland zufolge leiden – je nach Statistik – zehn bis zwanzig Millionen Menschen an chronischen Schmerzen; das wäre bis zu einem Drittel der erwachsenen Bevölkerung. Frauen sind ungefähr doppelt so häufig betroffen wie Männer. Bei sechs bis acht Millionen Menschen sind die Schmerzen so ausgeprägt, dass ihr Leben dadurch stark beeinträchtigt ist. Eineinhalb bis zwei Millionen Menschen leiden an einer chronischen Schmerzkrankheit. Bei ihnen ist der Schmerz, unabhängig vom eigentlichen Auslöser, zu einer eigenständigen Erkrankung geworden. Hierzu gehört auch die Fibromyalgie.

Sehr häufig treten Rückenschmerzen auf. Bei Umfragen geben immerhin vierzig von hundert Erwachsenen an, aktuell unter Rückenschmerzen zu leiden. Auch Kopfschmerzen sind weit verbreitet. Nach Angaben der Schmerzliga leiden in Deutschland zehn von hundert Erwachsenen an Migräne, und dreißig von hundert haben mindestens einmal im Monat Spannungskopfschmerzen. Die Zahlen für Tumorschmerzen werden mit rund 200.000 angegeben.

Auch Kinder weisen immer häufiger Kopfschmerzen auf. Schon im Kindergartenalter gibt ein Fünftel der Kinder gelegentlich diese Beschwerden an; und im Schulalter sind die Zahlen doppelt so hoch.

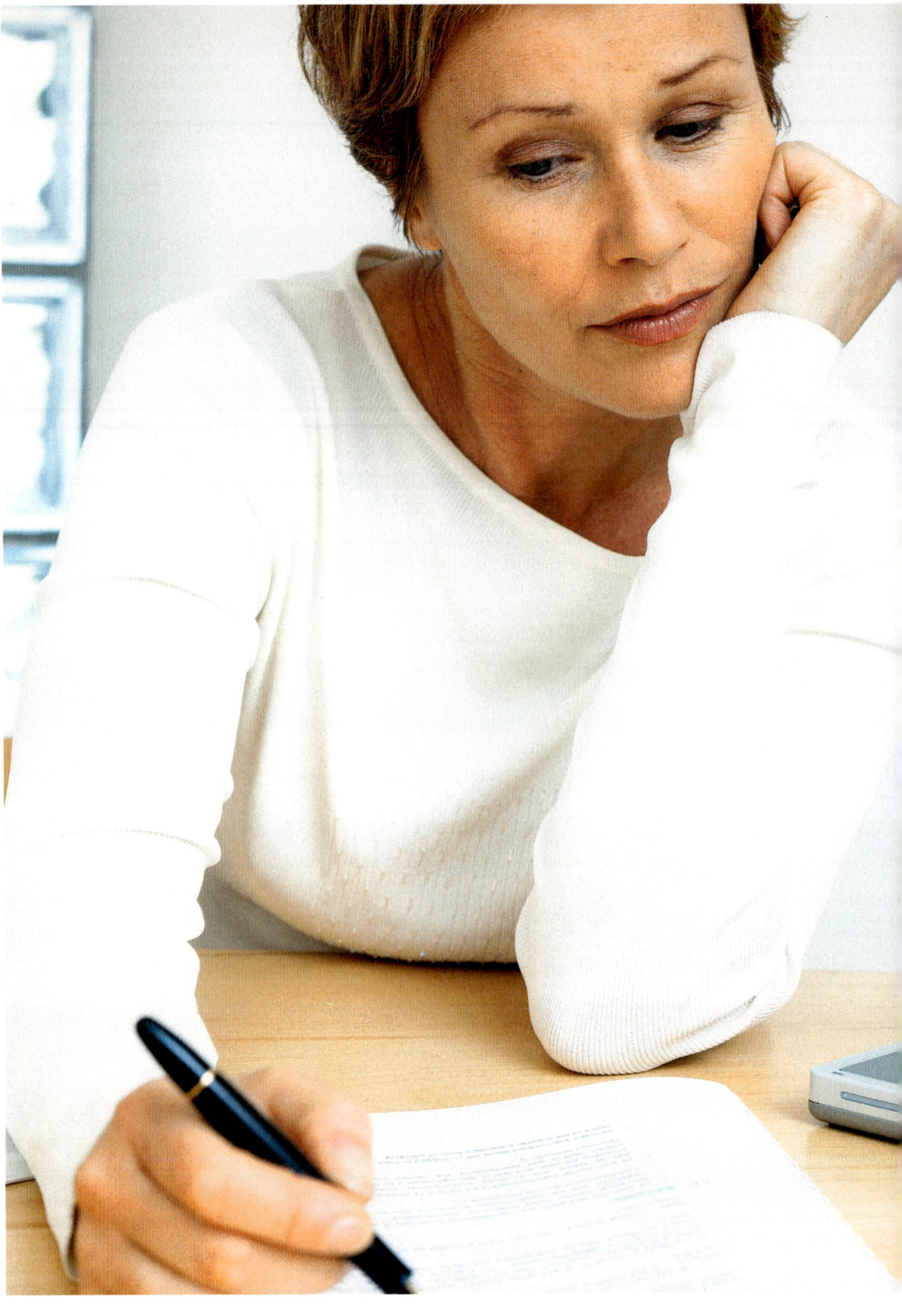

Diagnose eines rätselhaften Krankheitsbildes

Von ihrem Umfeld, aber auch von Ärzten werden Ihre Beschwerden nicht ernst genommen. Oft braucht es lange Zeit, bis die richtige Diagnose gestellt wird. Ist man mit ihr vertraut, fällt die Diagnose nicht schwer.

Diagnostik und Untersuchungsmethoden

Die Diagnosestellung hat für die Fibromyalgie eine große Bedeutung, da die Energie, die auf die Suche nach der Erkrankung verwendet wurde, ab jetzt der Behandlung und dem Umgang mit der Erkrankung zugute kommen kann. Krankheitstypische Befunde im Labor oder der bildgebenden Darstellung gibt es nicht, und wird es vielleicht auch nie geben.

Die Diagnosestellung

Viele Patientinnen haben eine langjährige Odyssee durch Arztpraxen hinter sich, bis endlich die richtige Diagnose gestellt wird. Oft werden ihre Beschwerden nicht ernst genommen, oder es kommt zu Diagnosen, die nur eine Facette des Krankheitsbildes wiedergeben, z.B. Schulter-Arm-Syndrom oder Tennisellbogen. Häufig haben die Erkrankten das Gefühl, als Simulanten oder Hysteriker angesehen zu werden. Manchmal wird ihre Erkrankung auch als rein psychisches Leiden missverstanden. Selbst wenn die Diagnose gefunden wurde, müssen viele Betroffene erleben, dass diese von anderen Ärzten angezweifelt oder als nichtig abgetan wird.

WISSEN

Leitlinien

Im Sommer 2008 wurden Leitlinien für das Fibromyalgie-Syndrom veröffentlicht, die für die behandelnden Ärzte vieler Fachrichtungen den wissenschaftlich abgesicherten Stand der Ursachen, der Diagnostik und der Therapie des Fibromyalgie-Syndroms wiedergeben. Die wichtigsten Aussagen der Leitlinien finden Sie ab Seite 114.

Bei der Untersuchung achtet der Arzt besonders auf die Haltung des Rückens, weil Fehlstellungen der Wirbelsäule die Entstehung einer Fibromyalgie begünstigen können.

Wie kommt es, dass die Diagnose Fibromyalgie so spät, so selten und mit so vielen Schwierigkeiten gestellt wird?

Für einen Untersucher, der mit dem Fibromyalgie-Syndrom vertraut ist, bietet sie ein sehr typisches Bild. Wer allerdings die

Erkrankung nicht kennt, wird sie nicht diagnostizieren können. In den letzten zwei Jahrzehnten hat die Fibromyalgie auch Eingang in die Lehrbücher gefunden, und international werden jedes Jahr viele hundert Fachartikel zu dieser Krankheit veröffentlicht.

Die Fibromyalgie wird in erster Linie durch die für sie charakteristische Anamnese mit den weitläufigen Schmerzen und den zahlreichen Beschwerden, wie sie auf den Seiten 19–27 ausgeführt wurden, diagnostiziert.

Von größter Wichtigkeit ist dabei die genaue Anamnese. Das ist die Erfragung der Krankengeschichte, der Vorerkrankungen, der Therapie mit Wirksamkeit und Verträglichkeit und der Lebensgeschichte.

Für die Diagnose ebenfalls bedeutend ist die sorgfältige körperliche Untersuchung. Sie besteht aus der allgemein-internistischen Untersuchung, der Prüfung der Gelenke auf Schwellung und der Gelenke und Wirbelsäule auf Druckschmerz, Deformierung und Beweglichkeit sowie einer orientierenden Untersuchung des Nervensystems.

WISSEN

Druckpunkte und Reizzustände

Für die Fibromyalgie typische Befunde sind schmerzhafte Druckpunkte, sogenannte Tender Points, und Reizzustände an Sehnenansatzstellen. Die Tender Points sind bei den Betroffenen wesentlich empfindlicher als bei gesunden Menschen oder Patientinnen mit anderen Erkrankungen.

Weltweit bekannt, anerkannt und häufig auch für die Diagnose genutzt werden die ACR-Klassifikationskriterien (American College of Rheumatology), die 1990 von dem Rheumatologen Wolfe und zahlreichen Fibromyalgie-Spezialisten nach Abschluss ausgedehnter wissenschaftlicher Studien veröffentlicht wurden. In den folgenden Jahren wurden sie etwas

ACR-Kriterien von 1990.

Befund	Körperteil
Schmerzen mehr als 3 Monate	an der Wirbelsäule
Schmerzen mehr als 3 Monate	der rechten und linken Körperhälfte
Schmerzen mehr als 3 Monate	ober- und unterhalb der Taille
Druckschmerzen	an mindestens 11 von 18 definierten Druckpunkten
Ausschluss ähnlicher Erkrankungen	

Diagnoseempfehlung Fibromyalgie-Leitlinie (2008).

Befund	Körperteil
Schmerzen mehr als 3 Monate	an der Wirbelsäule
Schmerzen mehr als 3 Monate	der rechten und linken Körperhälfte
Schmerzen mehr als 3 Monate	ober- und unterhalb der Taille
Generelle Druckempfindlichkeit	
Druckschmerzen	an mindestens 11 von 18 definierten Druckpunkten (wie ACR 1990; nicht zwingend erforderlich)
Beschwerden wie auf Seite 22 genannt	
Ausschluss ähnlicher Erkrankungen	

ACR-Diagnosekriterien von 2010 (bisher vorläufig).

Symptom	Diagnosekriterien
I. Schmerzen	an Hals-, Brust-, Lenden-Wirbelsäule, Brustkorb, Bauch, rechte/linke Schulter, rechter/linker Oberarm, rechter/linker Unterarm, rechter/linker Unterschenkel, rechter/linker Oberschenkel, rechte/linke Hüfte, rechter/linker Kiefer
II. Schweregrad - der Erschöpfung/Müdigkeit tagsüber - des nicht erholsamen Schlafs - der Konzentrations-/Gedächtnisstörung	jeweils 0 = kein Problem, 1 = leichtes oder gelegentliches Problem, 2 = mittelgradiges/häufiges Problem, 3 = massives/Dauerproblem
III. Generell für alle Symptome gilt	0 = kein Symptom, 1 = wenige Symptome, 2 = mittlere Anzahl an Symptomen, 3 = sehr viele Symptome
IV. Ausschluss anderer Schmerzursachen	

Für die Diagnose müssen alle Symptome mehr als 3 Monate vorhanden sein und folgende Punktzahl aufweisen: für I. ≥7 und II. + III. ≥5 oder I. 3–6 und II. + III. ≥9.

modifiziert. 2010 publizierte Wolfe eine vorläufige Version neuer Kriterien, die bislang aber noch nicht die alten Kriterien abgelöst haben.

Da die Fibromyalgie bislang nicht zusätzlich durch Laboruntersuchungen oder andere technische Untersuchungen (siehe Seite 35 f.) bestätigt werden kann, müssen ähnliche Erkrankungen, mit denen die Fibromyalgie verwechselt werden könnte, ausgeschlossen werden.

Natürlich schützt Fibromyalgie nicht vor anderen rheumatischen Erkrankungen, sodass zusätzlich eine entzündliche Gelenkerkrankung und in der zweiten Lebenshälfte auch Verschleißerkrankungen der Wirbelsäule oder Arthrosen vorhanden sein können. Besonderes Augenmerk wird vom Untersucher auf den Rücken gerichtet, da Fehlstellungen der Wirbelsäule die Entwicklung einer Fibromyalgie begünstigen können. Entzündlich-rheumatische Erkrankungen wie die chronische Polyarthritis oder Spondyloarthritiden (Morbus Bechterew und verwandte Krankheiten) weisen in bis zu zehn Prozent Häufigkeit zusätzlich ein Fibromyalgie-Syndrom auf.

Gelegentlich werden auch »trigger points« gefunden. Hierbei handelt es sich um knotige, teilweise auch bandförmige Verhärtungen der Muskulatur (Myogelosen). Diese können vor allem im Nacken und oberhalb der Gesäßmuskulatur ertastet werden. Sie sind meist druckschmerzhaft mit zusätzlichem ausstrahlenden Schmerz.

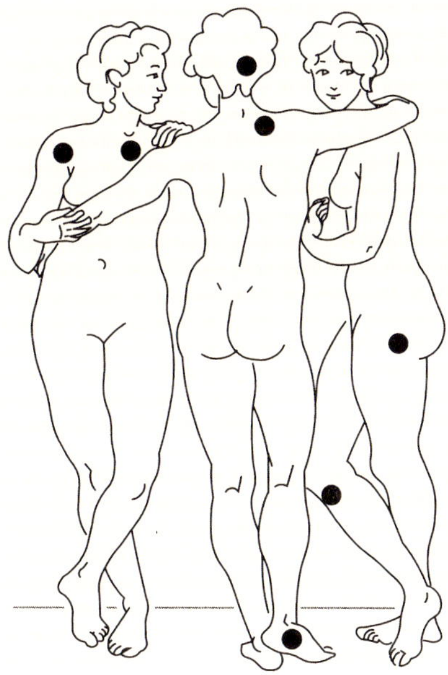

▲ Kleine Auswahl typischer Schmerzdruckpunkte bei Fibromyalgie (nach einer amerikanischen Veröffentlichung zu den Kriterien der Fibromyalgie).

Besonders druckschmerzhaft sind bei der Fibromyalgie folgende Körperstellen:

- Bestimmte Partien der Rückenmuskulatur, insbesondere Muskelansätze am Hinterkopf, an der seitlichen Halswirbelsäule, am Übergang vom Nacken zur Schulter (Trapeziusmuskulatur), am Schulterblatt und an den Muskelansätzen am Beckenkamm.
- An den Armen liegen die schmerzhaften Stellen an Schultern und Ellbogen.
- Im Bereich der Beine finden sich Tender Points am großen Oberschenkelhöcker an der seitlichen Hüfte und beidseits an den Knien.

- Weitere druckempfindliche Stellen sind die Kiefermuskulatur und die Brustbeinverbindungen zum Schlüsselbein und den Rippen.

Die Tender Points können im Krankheitsverlauf deutlich zu –, aber auch abnehmen. Während sie nach den ACR-Kriterien von 1990 noch obligatorisch waren und eine geringe Anzahl die Erkrankung infrage stellte, ist dies in der Leitlinie von 2008 und auch in den vorläufigen ACR-Kriterien von 2010 nicht mehr der Fall.

Speziell für Verlaufsbeobachtungen, aber auch zur Kontrolle therapeutischer Effekte, kann die Druckmessung mit einem Dolorimeter erfolgen. Hierbei wird natürlich nicht der Schmerz gemessen, sondern die Druckstärke. Diese wird langsam ansteigend erhöht, bis der mit dem Gerät ausgeübte Druck als Schmerz wahrgenommen und geäußert wird. Die Geräte messen entweder elektronisch oder mechanisch nach dem Prinzip einer umgekehrten Federwaage.

▼ Mechanisches Druckdolorimeter zur Schmerzmessung.

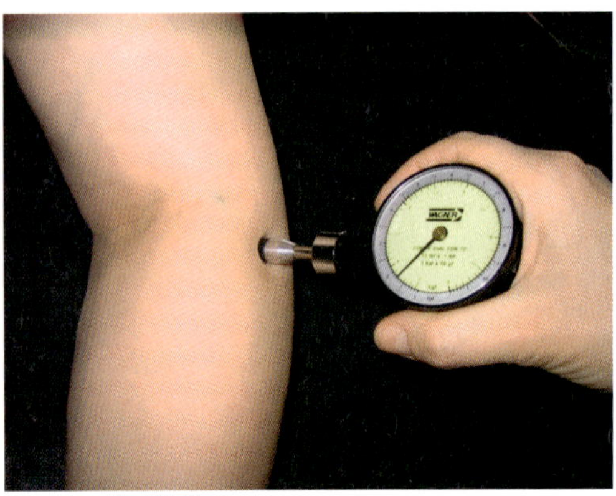

Ein nicht seltener Untersuchungsbefund bei Fibromyalgie ist eine Pannikulose. Hierbei ist die Fettgewebestruktur knötchenförmig, oft auch großporig verändert und reagiert auf Druck und beim Kneifen sehr schmerzhaft.

WISSEN

Pannikulose

Am häufigsten findet sich die Pannikulose bei Frauen, die in die Wechseljahre kommen, oft kombiniert mit Übergewicht. Schultern, Knie und Hüften sind am häufigsten betroffen. Wenn die gleiche Hautveränderung nicht schmerzhaft ist, wird sie allgemein als Cellulitis bezeichnet und stellt »nur« ein kosmetisches Problem dar.

Was zeigt der Laborbefund?

Einen Marker wie den »Rheumafaktor«, der die Fibromyalgie nachweisen oder ausschließen könnte, gibt es bisher nicht. Wobei es ein weit verbreiteter Irrtum ist, dass der Rheumafaktor erkennen ließe, ob ein Mensch eine rheumatische Erkrankung hat oder diesbezüglich gefährdet ist. Nur bei einer einzigen Krankheit aus dem rheumatischen Formenkreis ist dieser Laborwert hilfreich: nämlich bei der chronischen Polyarthritis. Und auch bei dieser Erkrankung lässt er sich nur bei 60 bis 70 Prozent der Betroffenen nachweisen. Er kommt zudem mit einem Anteil von rund fünf Prozent auch bei gesunden Menschen vor und kann dadurch ebenfalls verwirren.

Auch Hoffnungen, den Krankheitsnachweis durch spezielle Antikörper erleichtern zu können, sind bisher nicht erfüllt worden, sodass weiterhin die Diagnose nur durch eine eingehende Anamnese, eine sorgfältige Untersuchung und den Ausschluss anderer infrage kommender Erkrankungen gestellt werden kann.

Hierbei haben Laboruntersuchungen wiederum ihren Stellenwert und sind daher nicht überflüssig. Die wichtigsten, teilweise einfachen Untersuchungen, beginnend mit der Blutsenkung, betreffen die Entzündungswerte, denn eine entzündliche Rheumaerkrankung soll ausgeschlossen werden.

Untersucht man nicht eine einzelne Fibromyalgie-Patientin, sondern eine ganze Gruppe, so fällt auf, dass im Vergleich zu einem Kollektiv gesunder Frauen einzelne Laborwerte verändert sind. Diese Werte sind jedoch für die Diagnose im Einzelfall (noch) nicht hilfreich, sondern werden im Rahmen von Forschungsvorhaben ermittelt. Hierbei sind vor allem der Nervenbotenstoff Serotonin, der Schmerzvermittler Substanz P (in der Rückenmarksflüssigkeit) und einige Hormone, z. B. Cortisol, das Wachstumshormon und Calcitonin, von Interesse.

Womit kann die Fibromyalgie verwechselt werden?

Bevor die Diagnose Fibromyalgie gesichert werden kann, müssen bestimmte Erkrankungen ausgeschlossen werden, die ein ähnliches Erscheinungsbild aufweisen.

- Hierzu gehören Frühstadien der chronischen Polyarthritis und anderer entzündlich-rheumatischer Gelenkerkrankungen sowie
- Kollagenosen einschließlich entzündlicher Muskelerkrankungen (Polymyositis, Dermatomyositis, Polymyalgia rheumatica).

- Eine Unterscheidung von Syndromen der gesamten Wirbelsäule und weichteilrheumatischer Beschwerdebilder, die über eine Gelenkregion hinausgehen, muss ebenfalls erfolgen.
- Da bei der Depression als psychiatrischer Erkrankung in vielen Fällen Rückenschmerzen, Schlafstörungen und Antriebslosigkeit auftreten, muss auch sie ausgeschlossen werden.
- Ebenso wird eine Abgrenzung gegenüber der von Psychiatern häufig diagnostizierten somatoformen Schmerzstörung zu erfolgen haben, wobei die Übergänge zur Fibromyalgie nicht selten fließend sind.
- Auch Viruserkrankungen mit Muskelschmerzen und das sogenannte Chronische Müdigkeits-Syndrom (CFS) weisen Ähnlichkeiten mit der Fibromyalgie auf.
- Nicht zuletzt sollten auch eine Hypothyreose (Erkrankung mit Schilddrüsenunterfunktion) und eine Osteoporose ausgeschlossen sein.

Das Chronische Müdigkeits-Syndrom

Beim Chronischen Müdigkeits-Syndrom (**C**hronic **F**atigue **S**yndrome, CFS) handelt es sich um einen dauerhaften schweren körperlichen und geistigen Erschöpfungszustand, der typischerweise von einer Reihe weiterer Symptome wie

- Kopfschmerzen
- Halsschmerzen
- Fieberepisoden
- Muskel- und Gelenkschmerzen
- Konzentrations- und Gedächtnisstörungen
- Sehstörungen
- Ohrgeräuschen

begleitet wird. Auch Depressionen treten häufig in Zusammenhang mit dem CFS auf; dessen Entstehungsursachen sind bisher noch nicht bekannt. Die Hypothesen reichen von Virusinfektionen bis zu dauerhafter Stresseinwirkung.

Bilder von der Wirbelsäule

Ist der Laborwert oder der Röntgenbefund wichtiger als das Befinden und der Zustand der betreffenden Person? Wie wenig »Befund« und »Befinden« oft zusammenpassen, lässt sich gut am Beispiel von Bandscheibenvorfällen zeigen. Deshalb ist es von großer Wichtigkeit, dass der Arzt sich ausreichend Zeit für seine Patienten nimmt und sich nicht durch die angebliche Beweiskraft von technischen Befunden im positiven wie im negativen Sinn blenden lässt.

Röntgen- und andere Bilder

Es gibt kaum eine Fibromyalgie-Patientin, die nicht einen Berg von MRT- und Röntgenaufnahmen- oder CDs zur Untersuchung mitbringt – aus Erfahrung und um sich und der Kasse neue Röntgenuntersuchungen zu ersparen.

Eine Szene, die sich tausendfach und Woche für Woche bei der Röntgendiagnostik von Fibromyalgie-Patientinnen wiederholt: Entweder die Untersuchung ergibt den Befund eines (in der Regel alterstypischen) Verschleißes, und Arzt und Patient sind zufrieden, weil der Schmerz mit einem Röntgenbefund verknüpft werden kann. Oder es findet sich kein nennenswerter Befund, und Untersucher und Patient sind unzufrieden, weil sich kein Auslöser für den Schmerz ergibt. Das alte Dilemma: Der Patient hat Schmerzen, der Arzt findet keinen »objektiven Befund«; beide sind enttäuscht oder, schlimmer noch, misstrauen sich gegenseitig.

Was sagt die Wissenschaft zu Veränderungen an der Wirbelsäule bei Fibromyalgie?

- Einige Untersuchungen haben ergeben, dass bei Fibromyalgie-Patientinnen Fehlhaltungen häufiger beobachtet werden, während Wirbelsäulenverschleiß genauso häufig wie im Bevölkerungsdurchschnitt vorkommt.
- Da Fehlhaltungen der Wirbelsäule generell sehr häufig auftreten, oft lebenslang keine oder zumindest keine gravierenden Beschwerden verursachen und oft auch nur durch Zufall entdeckt werden, lassen sich auf dieser Basis für die einzelnen Patientinnen keine Aussagen machen.
- Eine Fehlstellung kann allerdings einer der für die Krankheit disponierenden Faktoren sein und verdient dadurch – bei einer Untersuchung entdeckt – schon im Rahmen einer Prophylaxe von Rückenschmerzen Beachtung.

Bildbefund: Bandscheibenvorfall

Häufig wird bei unklaren Rückenschmerzen wegen der Möglichkeit eines Bandscheibenvorfalls eine Kernspintomografie durchgeführt. Oft kommt dabei der Bildbefund eines Bandscheibenvorfalls heraus. Dank der schmerzlosen und strahlenfreien Untersuchungsmöglichkeit mit der Kernspintomografie wissen wir heute, dass bei jedem dritten bis vierten untersuchten Menschen allein im Abschnitt der Lendenwirbelsäule mindestens ein Bandscheibenvorfall zur Darstellung kommt, selbst wenn keine Rückenbeschwerden bestehen.

Untersuchungen bei Fibromyalgie-Patientinnen haben ähnliche Zahlen zutage gebracht. Inzwischen haben die meisten Ärzte gelernt, dass die Abbildung eines Bandscheibenvorfalls und bestehende Rückenschmerzen nicht gleichzusetzen sind mit der neurologischen Erkrankung eines behandlungsbedürftigen Bandscheibenvorfalls.

In diesem Fall liegt nämlich eine Quetschung des Rückenmarks und seiner Äste vor mit einem exakt dazu passenden Krankheitsbild, das durch bestimmte Störungen der Sensibilität, Lähmungen von Muskeln, Reflexausfällen und so weiter gekennzeichnet ist.

Es ist also äußerst wichtig zu beurteilen, ob bei einer Patientin mit Rückenproblemen der Charakter der Rückenbeschwerden exakt zu dem körperlichen Untersuchungsbefund eines Bandscheibenvorfalls passt.

▼ Befunde einer Kernspintomografie bei schmerzfreien Menschen.

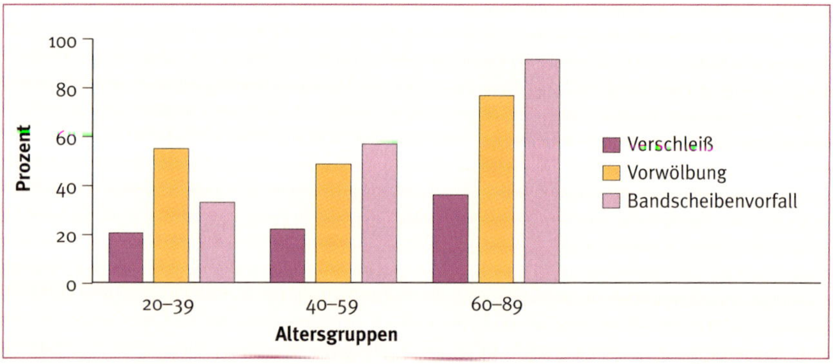

Primäre und sekundäre Fibromyalgie

Vor einigen Jahren wurde viel Wert darauf gelegt, eine primäre von einer sekundären Fibromyalgie zu unterscheiden. Unter der sekundären Form versteht man eine Fibromyalgie, die durch eine andere Erkrankung ausgelöst wurde.

Das kann z. B. eine chronische Polyarthritis sein, aber auch ein vorbestehendes Wirbelsäulenleiden, wie eine schwere Skoliose (seitliche Verkrümmung der Wirbelsäule). Eine Viruserkrankung, eine hormonelle Störung und zahlreiche andere Erkrankungen können ebenfalls einer Fibromyalgie vorausgehen und sie unter bestimmten Umständen auslösen.

Bei einer primären Fibromyalgie ist hingegen keine auslösende Vorerkrankung zu finden. Es ist in den meisten Fällen schier unmöglich, einen Zusammenhang mit einer anderen Erkrankung zu beweisen oder aber sicher auszuschließen. Außerdem müsste man bei der sekundären Fibromyalgie davon ausgehen, dass sie sich zurückbildet oder deutlich bessert, wenn die Ersterkrankung erfolgreich behandelt ist. Da diese Behandlung sowieso erfolgen wird, ist die strenge Unterteilung nach primärer und sekundärer Fibromyalgie in den letzten Jahren seltener vorgenommen worden.

Wir wissen heute außerdem, dass sich die primäre und die sekundäre Fibromyalgie weder in den Befunden noch in den auftretenden Symptomen unterscheiden. Somit ist diese Einteilung nicht mehr nötig.

Auslöser und Ursachen der Fibromyalgie

Im rein eindimensionalen Suchen nach dem Auslöser der Fibromyalgie wurden über Jahrzehnte die Muskel- und Sehnengewebe an den Schmerzpunkten sowie die Versorgung mit Energie und Sauerstoff ergebnislos untersucht. Erst die Erkenntnisse über chronische Schmerzen und ihre sich selbst unterhaltenden Mechanismen sowie die Verknüpfung körperlicher und seelischer Belastungen und Verletzungen und eine ganzheitliche Sichtweise brachten die Suche nach Ursachen und Wechselwirkungen voran.

Im 19. Jahrhundert wurde bei vielen Krankheiten eine Ursache erkennbar und wissenschaftlich nachweisbar. Die Entdeckung der Bakterien konnte die großen Seuchen, z. B. Pest und Tuberkulose, enträtseln.

Im 20. Jahrhundert sind die meisten Infektionskrankheiten durch die Entdeckung und Entwicklung der Antibiotika und durch konsequente hygienische Maßnahmen erfolgreich bekämpft worden. Dem Verstehen mancher Stoffwechselvorgänge folgten die Entdeckung und Herstellung von Hormonen, durch die etwa die Schilddrüsenunterfunktion sowie der Mangel an Geschlechts- und anderen Hormonen ursächlich behandelt werden konnten.

Woher kommt die Fibromyalgie?

Auch bei der Fibromyalgie wurde anfangs von einer monokausalen Entstehung (einer einzigen Ursache) der Erkrankung ausgegangen und nach dieser gesucht. Doch konnte man bisher keinen alleinigen Auslöser finden.

In der Diskussion stehen u. a. folgende Theorien, die alle gewisse Stärken und Schwächen haben und von denen auch mehrere zusammen von Bedeutung sein können:

- Die Schmerztheorie, bei der eine Absenkung der Schmerzschwelle die tragende Rolle spielt und/oder eine zu geringe Tätigkeit körpereigener schmerzhemmender Systeme. Ist der Schmerz einmal chronisch geworden, unterhält er sich quasi selbst wie ein Perpetuum mobile.

- Die Stresstheorie geht davon aus, dass eine verminderte Stresstoleranz vorliegt. Stresssituationen führen zu hormonellen Ungleichgewichten, körperlichem und seelischem Unbehagen und schließlich zur Krankheit. Hierdurch nimmt der Stress, der nicht abgebaut werden kann, zu, und die Krankheit entsteht.
- Die Hormontheorie, nach der sich geringe Störungen in den Hormonkreisläufen zu einer krank machenden Ursache aufgeschaukelt haben.
- Die psychosomatische Theorie, der zufolge unverarbeitete seelische Konflikte sich in körperlichen Symptomen äußern und dadurch eine gewisse Stabilisierung erreichen.
- Die Schlafstörungstheorie, die davon ausgeht, dass die unzureichenden Schlafphasen keine ausreichende Erholung für Körper und Seele zulassen, wodurch weitere Beschwerden ausgelöst werden.
- Die Theorie einer peripheren Störung wird heute für nur noch wenig wahrscheinlich gehalten. Sie besagt, dass Defekte im Muskel- und Sehnengewebe oder eine Störung der Energieversorgung der Muskulatur Auslöser für die Symptome der Fibromyalgie sind.

In einer amerikanischen Studie aus dem Jahr 2004 wurde die ärztliche Erfahrung, dass eine familiäre Häufung der Fibromyalgie vorliegt, bestätigt. Eine Verwandte einer Fibromyalgie-Patientin hat ein 8,5-fach erhöhtes Risiko, selbst daran zu erkranken. Zu diesem ererbten Risiko müssen jedoch auslösende Faktoren und

WISSEN

Entwicklung eines Fibromyalgie-Syndroms

Nach heutigem Kenntnisstand ist die Entwicklung eines Fibromyalgie-Syndroms durch mehrere und unterschiedliche Ursachen bedingt. An der uneinheitlichen Entstehung der Erkrankung sind offensichtlich mehrere Faktoren beteiligt. Hierbei ist auch nicht klar, welche Ursache den Stein ins Rollen gebracht hat, bis schließlich eine Steinlawine die Erkrankung entstehen ließ. Welcher Faktor war zuerst da und hat dann auf weitere Einfluss genommen hat – was war die Henne, was das Ei?

Ereignisse hinzukommen, damit sich die Krankheit entwickelt, damit aus einem banalen Ereignis, etwa Kreuzschmerzen, der Weg in die Krankheit beginnt oder fortgeführt wird.

Wie ererbte Faktoren im Zusammenspiel mit einer bestimmten Persönlichkeit unter Einfluss von körperlichen und seelischen Verletzungen schließlich zur Entwicklung eines Fibromyalgie-Syndroms führen könnten, soll folgende Abbildung verdeutlichen.

Hierfür wichtige Umwelt- und Familieneinflüsse treten in der Kindheit und Jugend ein, z. B.:

- Fehlen einer frühkindlichen engen Bindung an eine Bezugsperson,

WICHTIG

Entstehung der Fibromyalgie

Bei der Entstehung der Fibromyalgie muss davon ausgegangen werden, dass eine Krankheitsveranlagung eine wichtige Rolle spielt. Hierbei kann es sich auch um eine Störung der Schmerzverarbeitung handeln.

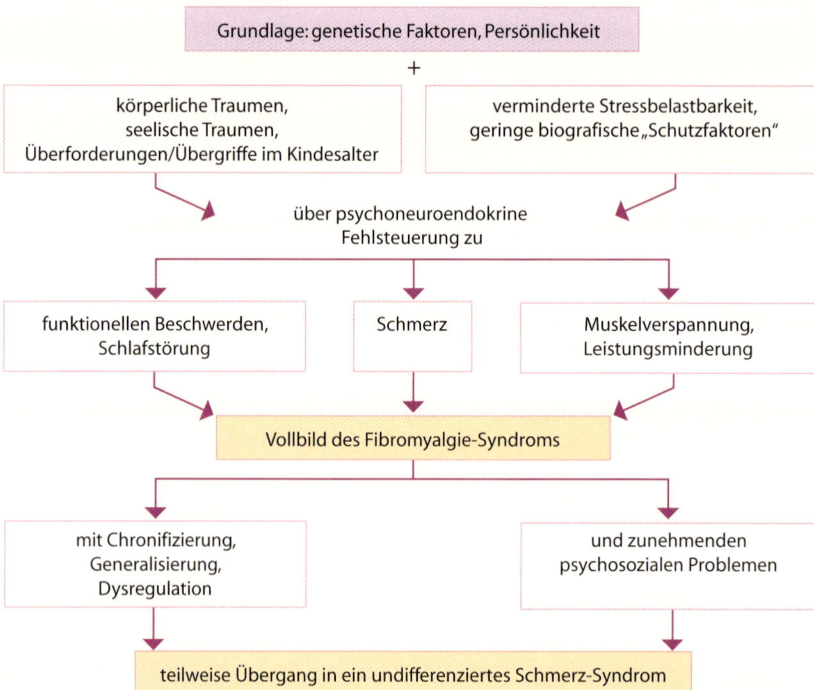

▲ **Modell für die Entwicklung des Fibromyalgie-Syndroms.**

- früher Verlust eines oder beider Elternteile,
- körperliche oder seelische Misshandlungen,
- (in geringerem Maße) angeborene oder erworbene körperliche Schäden.

Die entstandene Disposition oder Vulnerabilität (lateinisch: Verletzbarkeit) wird zeitlebens dafür sorgen, dass diese Menschen eine wesentlich höhere Chance haben, von der Fibromyalgie betroffen zu werden als andere.

Weitere auslösende Faktoren können sein:
- körperliche Krankheiten und Verletzungen,
- schwere körperliche Über- oder Fehlbelastung,
- Neigung zu gesundheitgefährdendem Verhalten,
- familiäre Sorgen und Probleme,
- Trennungs- und Ablösungskrisen, Verluste von Angehörigen,
- andere Lebenskrisen,
- seelische Kränkungen und Entwertungen,
- neurotische Entwicklungen, depressive Phasen,
- berufliche Probleme, Mobbing am Arbeitsplatz und damit auch oft
- finanzielle Probleme,
- sozialer Abstieg,
- Isolation.

In den meisten Lebensgeschichten werden einzelne belastende Faktoren offensichtlich gut toleriert. Vermutlich, weil sie durch ihnen gegenüberstehende positive und schützende Kräfte aufgehoben und ausgeglichen werden. Diese prophylaktisch, stabilisierend und heilend wirkenden Faktoren haben erst in jüngerer Zeit Beachtung gefunden. Aus ihnen wird auch geschöpft werden müssen, um Problemlösungen zu entwickeln.

Überwiegen allerdings die ungünstigen Faktoren, läuft das Fass über, die Krankheit entsteht. Anfangs treten häufig immer wieder Phasen vollständiger Gesundheit auf. Bleibt jedoch im weiteren Verlauf

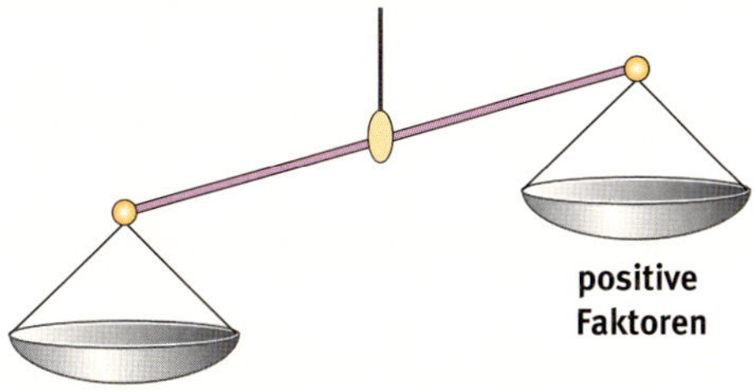

▲ Überwiegt die Waagschale mit den negativen Faktoren, kann die Fibromyalgie zum Ausbruch gelangen.

das Übergewicht der ungünstigen Faktoren bestehen, dann schreitet die Krankheit fort. Sie breitet sich aus und wird schließlich chronisch.

Eine adäquate Behandlung und Beeinflussung liegt nun in der Herausarbeitung und Stärkung der positiven Kräfte und der Abschwächung und Eliminierung der ungünstigen. Gelingt das, wird sich die Erkrankung bessern und vielleicht so weit zurückgehen, dass sie kein Problem mehr darstellt. Der entgegengesetzte Weg führt zu erneuter Krankheitszunahme.

Tipp

In der Behandlung geht es darum, schützende Faktoren zu stärken und potenzielle Krankheitsauslöser zu eliminieren. Gelingt das, wird sich die Erkrankung bessern und vielleicht so weit zurückgehen, dass sie kein Problem mehr darstellt.

Schmerzfaktoren schaukeln sich hoch

Die Schmerzfaktoren können sich gegenseitig verstärken und hochschaukeln. Diese sogenannten Teufelskreise spielen eine weitere Rolle und unterhalten die Symptomatik. Ein Beispiel ist der Schmerz, der zur Zunahme der Muskelverspannung führt, die wiederum stärkere Schmerzen auslöst.

Ein Beispiel für einen solchen Teufelskreis ist der Kieferschmerz, der durch Verspannung und Zähneknirschen (Bruxismus) ausgelöst wird. Noch vor wenigen Jahren wurden Okklusionsstörungen, d. h. Passstörungen der Zahnreihen von Ober- und Unterkiefer beim Schließen des Mundes, als Hauptursache für eine Verspannung der Kiefermuskulatur mit zusätzlicher Überlastung des Kiefergelenks (Myoarthropathie) angesehen. Manchmal sind es die Zahnärzte, denen Schleifspuren an den Zähnen auffallen, die auf eine krankhafte Muskelverspannung hinweisen.

WISSEN

Schmerzfaktoren im Kieferbereich

Heute weiß man, dass psychische Spannungszustände die wesentlichen Faktoren für diese Beschwerden sind. Als Folge der Muskelspannung treten Schäden an Zähnen und Kiefergelenken auf. Diese allgemeine Anspannung setzt sich oft zusätzlich in nächtlichem Zähneknirschen fort, das den Betroffenen häufig gar nicht bewusst wird. Möglicherweise findet hierbei auch aufgestaute Aggression ihr Ventil.

Da die Auslösesituationen der Krankheit immer wieder eintreten, zum Teil auch über lange Zeit andauern, bestehen auch die Schmerzen weiter und werden mit der Zeit chronisch. Dabei spielt auch die schwierige Krankheitssituation selbst eine Rolle.

Stress, der Kumpan des Schmerzes

Die Stressreaktion ist ein Überlebensprogramm, das unserer Spezies über viele tausend Jahrzehnte der Menschheitsgeschichte das Überleben gesichert und heute auch noch seine Berechtigung hat. Der Steinzeitmensch sprang von der Rast auf, wenn sich ihm ein Feind oder ein Raubtier näherte. Eine reflexartige Umschaltung drosselte in seinem Organismus alle Funktionen, die momentan entbehrlich waren, von der Verdauungs- bis zur Sexualfunktion. Dafür nahm die Muskeldurchblutung zu, Blutdruck und Herzfrequenz stiegen an, die Haare stellten sich auf. Der Körper stellte Zucker als Energiestoff zur Verfügung, und sogar die Blutgerinnung verstärkte sich für den Fall einer Verwundung.

WISSEN

Stressursachen:

- Krankheit
- Verlust nahestehender Menschen
- Zeitmangel, Termindruck
- Reizüberflutung, z. B. durch Lärm und unangenehme Geräusche
- Beziehungskonflikte
- Mobbing
- Schlafentzug
- soziale Isolation
- finanzielle Probleme
- (Infektions-)Krankheiten
- Unausgefülltsein
- Versagensangst
- Schmerz

Heute könnte die Stressreaktion überlebenswichtig sein, wenn ein Kind gedankenverloren hinter dem Schulbus über die Straße geht und plötzlich aus dem Augenwinkel ein schnelles Auto herannahen sieht. Reflexartig springt es zurück und rettet sich. Hätte es nur eine halbe Sekunde nachgedacht und gezögert, wäre es vom Fahrzeug erfasst worden.

Chronische oder immer wieder auftretende Stresssituationen, wie sie in unserer zivilisierten Welt heute häufig vorkommen, sind wie der chronische Schmerz nicht hilfreich. Sie führen zu

- seelischem Unbehagen,
- hetzen uns,
- machen uns unzufrieden, unausgeglichen und erschöpft und
- führen schließlich zu Krankheit.

Das Gleichgewicht, die Selbstregulierung (Homöostase), ist aber nicht nur im Bereich des Gemüts gestört. Körperliche Vorgänge sind in akute und häufige Stressvorgänge fest eingebunden

Stressreaktionen.

Gefühle	Verstand	Verhalten	Körper
depressiv	unkonzentriert	uneffektiv aktiv	Muskelverspannung
gereizt	vergesslich	schlafgestört	Störungen der Verdauungsorgane
verängstigt	verwirrt	nicht mehr kreativ	Schwäche
hilflos		zurückgezogen	Herz-, Kreislauf- und Atembeschwerden
			Schwitzen
			Notwendigkeit immer längerer Erholungsphasen
			Störungen des Immunsystems
			vermehrte Krankheitsanfälligkeit

und können bei chronischem Stress zahlreiche Krankheiten auslösen.

Die Stressentwicklung läuft im Gehirn über ähnliche Verschaltungen, wie wir sie vom Schmerz kennen. Das Zwischenhirn ist dabei maßgeblich eingebunden; der Hypothalamus mobilisiert den Sympathikus, der über das Nebennierenmark Adrenalin und Noradrenalin ausschüttet. Gleichzeitig stimuliert der Hypothalamus auch die Hypophyse, die Hirnanhangsdrüse, die wiederum über die Nebennierenrinde das körpereigene Cortisol ausschüttet. Über beide Aktivierungswege werden der Blutdruck und die Herzfrequenz erhöht, die Atmung verstärkt und die Muskulatur vermehrt durchblutet. Der Fettstoffwechsel wird aktiviert, Glukose als Energie mobilisiert. Akut nicht lebenswichtige Vorgänge wie die Verdauung und Sexualfunktion werden zurückgefahren, Eiweiß wird nicht mehr aufgebaut, das Immunsystem gedrosselt.

Die Odyssee von Arzt zu Arzt

Obwohl die Fibromyalgie inzwischen international anerkannt ist, die Kriterien in zahlreichen Ländern angewandt werden und durch neue Studien geprüft worden sind, wird die Erkrankung bis heute oft erst spät erkannt. Manche Ärzte – und das ist auch in Begutachtungen immer wieder zu sehen – betrachten die Fibromyalgie als Verlegenheitsdiagnose oder streiten die Existenz dieser Krankheit schlicht ab. Das Fehlen »eindeutiger« und naturwissenschaftlich leicht fassbarer Merkmale, z.B. Labor- oder Röntgenbefunde, wecken ihre Zweifel.

Diese Unsicherheit überträgt sich vom Arzt auf seine Patientin, die die ärztlichen Zweifel bezüglich der Diagnose als Zweifel an den vorgetragenen Beschwerden versteht und sich oft als Simulantin angesehen und missverstanden fühlt. Sie wechselt den Arzt und erfährt nun teilweise andere Beurteilungen und Therapieempfehlungen, was sie noch mehr verwirrt. Der oft gegebene zusätzliche Hinweis, dass es sich aufgrund der erhobenen Befunde sicher nicht um eine schlimme oder gefährliche Krankheit handle, ist gut gemeint. Er trägt jedoch für die Patientin nur selten zur gewünschten Klarheit und Beruhigung bei.

Ähnlich ist es bei der Vermutung, dass es sich offensichtlich um »etwas Psychisches« handle, nachdem »nichts Körperliches« gefunden werden konnte. Viele Betroffene sind verunsichert und glauben, der Arzt halte sie für »nicht ganz normal«, wenn sich an die Diagnose nicht ein ausführliches Gespräch anschließt. Die meisten Patientinnen können diese Deutung so nicht akzeptieren und wenden sich enttäuscht an neue Fachleute.

Es folgt eine Odyssee vom Hausarzt zum Orthopäden, vom Frauenarzt zum Neuro-

WISSEN

Die Folgen der schwierigen Diagnosestellung:

- Schmerzzunahme
- Schwäche
- schwierige Arzt-Patient-Beziehung
- Chronifizierung
- keine Diagnose
- Verunsicherung
- Entmutigung
- Schmerzzunahme

logen, vom Internisten zum Manualtherapeuten, vom HNO-Arzt zum Schmerztherapeuten, vom Naturheiler zum Homöopathen und so weiter. Es gibt selten eine Fibromyalgie-Krankengeschichte, die keine solche Irrfahrt aufweist. Die Folge davon ist auch der Abbruch vieler Arzt-Patient-Beziehungen.

Als Folge des Leidens können sich Angst, Hoffnungslosigkeit und Entmutigung (Depression) einstellen. Manche Betroffene sind so stark verunsichert, dass sie darüber hinaus vermuten, ihre Ärzte hätten eine bösartige Krankheit entdeckt, die sie ihnen verheimlichten.

All diese im Kapitel genannten Begleitumstände der Fibromyalgie fördern gleichzeitig die Hauptsymptome der Erkrankung: die Muskelverspannungen mit ihren Schmerzen, die massive Schlafstörung, die ausgeprägte Niedergeschlagen-

▼ Der Teufelskreis Schmerz weitet sich aus.

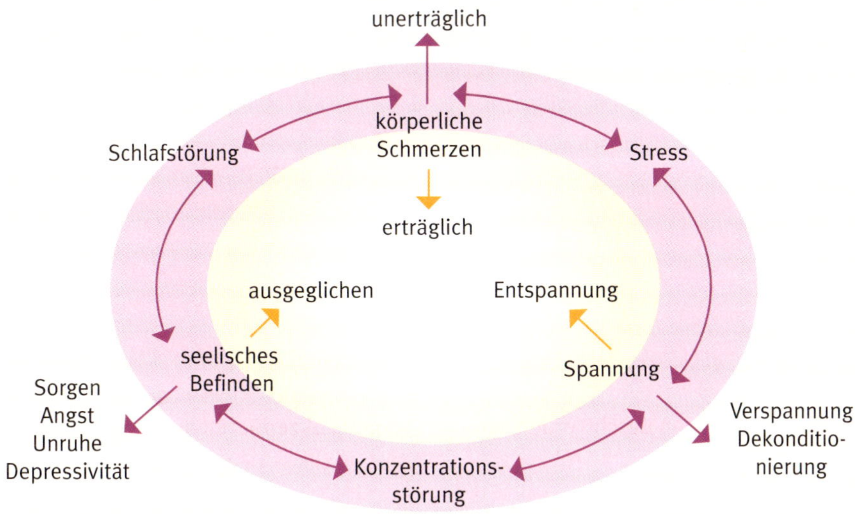

heit und auch die Angst und die besorgte Selbstbeobachtung.

Die Chronifizierung ist ein Prozess, der sich durch seine Folgen selbst weiter aufschaukelt.

Der Schmerz, seine Rätsel und seine Folgen

Heute weiß man, dass der Schmerz nicht einfach nur die Vermittlung einer Botschaft vom Ausgangspunkt einer Gewebeschädigung an das Gehirn ist, um mitzuteilen, dass mit dem Körper etwas nicht in Ordnung ist. Schmerz ist etwas sehr viel Komplizierteres und Vielschichtiges. Die Schmerzbotschaft, die wir wahrnehmen, wird durch zahlreiche Zwischenstationen, Einflüsse und Interpretationen verändert. Einen sinnvollen Zweck erfüllt der Schmerz sicher, wenn wir uns verletzt haben. Er stoppt unsere Hand, die ins Feuer gegriffen hat, und leitet reflexartig den Rückzug ein. Jedes Überlegen und Zögern würde den Schaden vergrößern. In diesem Zusammenhang hat der Schmerz sogar eine überlebenswichtige Funktion.

WICHTIG

Kontrolle von Schmerzen

Die »Öffnung des Schmerztores« wird begünstigt durch:

- Depression und Hilflosigkeit
- Angst
- Stress und Verspannung
- Konzentration auf den Schmerz
- Passivität

Das »Schließen des Schmerztores« wird begünstigt durch:

- Beschäftigung und Ablenkung
- Entspannung, Autogenes Training
- Schmerzmittel und Antidepressiva
- Gegenstimulation (z. B. durch Kälte oder Elektrotherapie)

Tipp

Das Nervensystem fungiert wie ein Pförtner an einem Tor, das die Schmerzen passieren müssen, um in den Wahrnehmungsbereich unseres Gehirns zu kommen. Es kann unterschiedlich weit geöffnet sein und damit den Schmerz dosieren.

Schon als Kinder haben wir den Schmerz ganz unterschiedlich empfunden, je nachdem, ob wir mit glühenden Wangen in einer mitreißenden Aktion waren oder ob uns wehgetan wurde und wir uns auch noch ungerecht behandelt fühlten. Unter bestimmten Umständen wird der Schmerz aber nicht nur anders wahrgenommen, sondern hält auch über die Zeit hinaus an, in der normalerweise eine Linderung eintreten sollte.

Zu den rätselhaften Phänomenen des Schmerzes gehören:

WISSEN

Schmerz kann soziale Beziehungen beeinträchtigen

Wird der chronische so wie der akute Schmerz weiterhin als Gefahrensignal betrachtet, kann er selbst zu einer Quelle der Beunruhigung werden. Die unerklärlichen, anhaltenden Schmerzen führen zur Verunsicherung und damit zu einer erheblichen Beeinträchtigung des Gesamtbefindens.
Viele Betroffene, die früher aktiv handelnd im Leben standen, sind nun bedrückt, weil sie ihr früheres Pensum nicht mehr bewältigen, sich nutzlos fühlen und sogar auf die Hilfe anderer angewiesen sind. Es treten Minderwertigkeitsgefühle auf, Reizbarkeit, Selbstvorwürfe und Schuldgefühle. Auch die Sexualität ist oft in diesen Teufelskreis eingespannt, und Partnerprobleme sind dann eher die Regel als die Ausnahme.

- der Phantomschmerz. Er wird von vielen Menschen in einem Körperteil empfunden, das amputiert wurde. Wäre der Schmerz nur Teil eines Nachrichtensystems des Körpers, könnte diese Botschaft nicht entstehen. Über den gekappten Nerv empfängt das »Empfangsteil« des amputierten Körperteils noch Schmerzsignale.
- die Blockade der Schmerzwahrnehmung. Diese tritt z. B. ein, wenn jemand eine lebensbedrohliche Auseinandersetzung oder einen schweren Unfall erlebt. Auch der Fußballspieler bemerkt bei einem entscheidenden Match die Verletzung, die er während des Spieles erlitten hat, oft erst danach;
- sehr individuelle Unterschiede in der Schmerzwahrnehmung. Wir haben alle schon bemerkt, dass zwei Menschen mit der gleichen Verletzung ganz unterschiedlich starke Schmerzen empfunden haben. Kinder erleben oder erlernen oft die Reaktion ihrer Eltern auf Schmerzen. Auch unterschiedliche Kulturen vermitteln, ob auf Schmerzen mit lautem Klagen reagiert wird, oder ob man Schmerzen nicht zeigen darf (»Der Indianer kennt keinen Schmerz«). Auch eigene Erfahrungen und Erinnerungen an frühere Schmerzsituationen tragen zur Schmerzbewertung bei;
- die Verminderung des Schmerzes durch Ablenkung. Die Distanzierung vom Schmerz bei den Fakiren ist ein gutes Beispiel hierfür; Verspannung und Aufregung verstärken ihn hingegen.

Für das Verständnis des Schmerzes ist die »Gate Control«-Theorie von großer Wichtigkeit. Sie besagt, dass die Schmerzen auf der Ebene des Rückenmarks ein Tor passieren müssen, das unterschiedlich weit geöffnet oder auch ganz geschlossen sein kann. Durch diese Kontrollfunktion des Nervensystems werden immer Schmerzbotschaften in unterschiedlichem Maße weitergeleitet.

Hirnspezialisten, Mediziner und Psychologen, haben in den letzten Jahren viel über chronische Schmerzen geforscht und zahlreiche neue Erkenntnisse gewonnen. War man früher der Meinung, dass häufiger Schmerz eher schmerzunempfindlich macht, belegen neue Forschungsergebnisse, dass das Gegenteil der Fall ist. An den Synapsen, den Kontaktstationen von einem Nerv zum nächsten, erfolgt die Übertragung des Nervenreizes, in diesem Fall des Schmerzsignals, durch Botenstoffe.

▼ Schmerzverarbeitung im Zentralnervensystem.

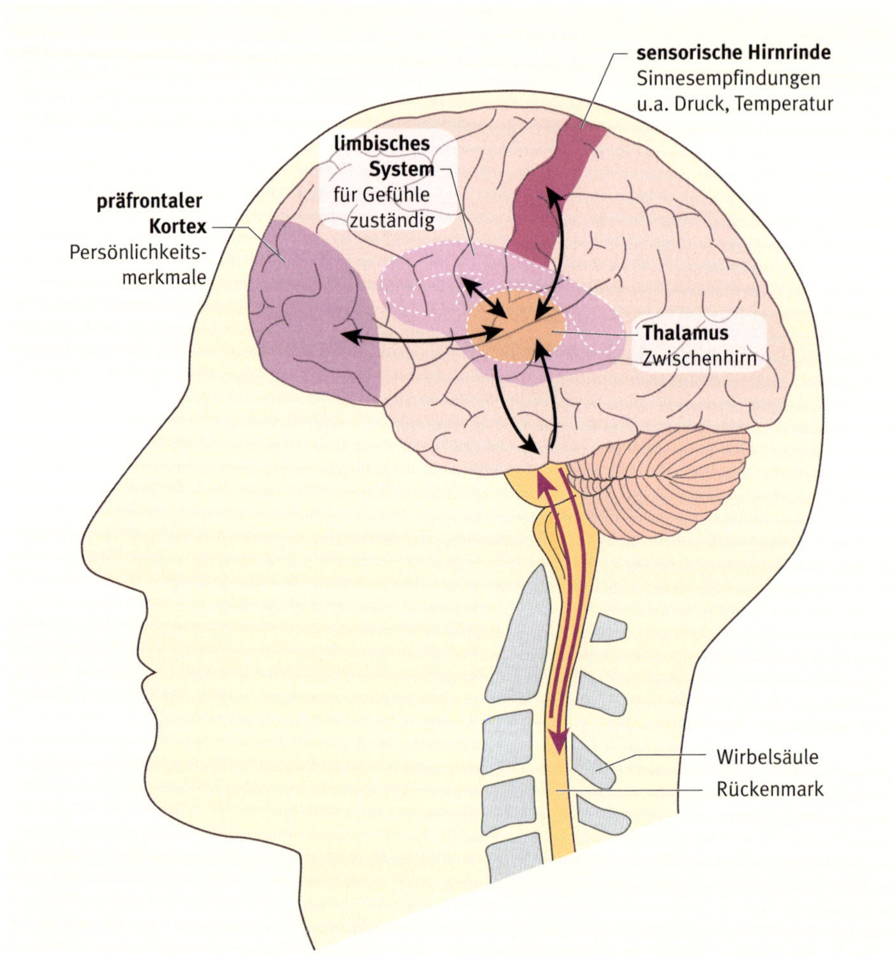

Verschiedene Substanzen können hierbei die Übertragung fördern oder bremsen.

Treten Schmerzen häufig auf, werden die Kontaktstellen sensibilisiert und machen ihre »Tore« schnell und weit auf. Sie sprechen auch schon bei geringen Schmerzreizen an. Diese Änderungen im Schmerzleitungssystem nennt man auch Schmerzgedächtnis. Es bedarf keiner Verletzung mehr, schon eine Berührung kann nun als Schmerz empfunden werden. Aus schmalen Schmerzpfaden sind nun Schmerzautobahnen geworden.

Zusätzlich versagt die Schmerzabwehr, die durch gegenläufige Impulse vom Gehirn zum Rückenmark und körpereigene Schmerzmittel (Endorphine) die Weiterleitung eines den Schmerz auslösenden Reizes erschweren kann.

Tipp

Schmerzforscher raten daher zu früher und ausreichender medikamentöser Schmerzbekämpfung, um die rasche Schmerzweiterleitung möglichst bald wieder in einen normalen Bereich zurückzufahren.

Was können Sie selbst dem Schmerz entgegensetzen?

Das Leben mit dem Schmerz macht es notwendig, Veränderungen einzuleiten und neue Aktivitäten zu entfalten. Denn dem Schmerz völlig nachzugeben bedeutet den allmählichen Rückzug vom aktiven Leben.

WICHTIG

Folgen der Krankheit

Der Verlust eines spontanen und aktiven Lebensstils ist eines der größten Probleme für die Betroffenen. Sie verabreden sich nicht mehr, weil sie nicht wissen, wie es ihnen zum Zeitpunkt des Treffens geht. So entsteht ein Gefühl der Hoffnungslosigkeit und Isolation, und der Schmerz rückt immer mehr in den Mittelpunkt.

Stellen Sie sich deshalb folgende Fragen:

- Welche Aktivitäten habe ich aufgegeben, seit ich Schmerzen habe?
- Welche dieser Aktivitäten würde ich heute gern wieder aufnehmen können?
- Welche neuen Aktivitäten würde ich in Zukunft gern entfalten?
- Weshalb mache ich heute nicht mehr so viel wie früher?

Die letzte Frage ist die schwierigste, denn sie fordert eine Gewissensprüfung. Bei der Beantwortung dieses letzten Punktes können die folgenden Fragen hilfreich sein:

- Hält mich nur der Schmerz davon ab, dieses oder jenes zu tun?
- Gehe ich vielleicht nicht mehr so gern außer Haus, weil ich mein Selbstvertrauen verloren habe?
- Habe ich einen Teil meiner Energie oder Willenskraft verloren?
- Benutze ich den Schmerz manchmal als Ausrede, um etwas nicht tun zu müssen, was ich schon immer ungern getan habe?

Für Fibromyalgie-Erkrankte stellt sich bei verschiedenen Gelegenheiten die Frage: »Soll ich aufhören, etwas zu tun, wenn es weh tut, oder die Freude mit (vielleicht) etwas stärkeren Schmerzen bezahlen?« Dem Schmerz völlig nachzugeben heißt für die Betroffenen, immer weniger zu unternehmen und nach und nach immer weniger Lust zu verspüren, sich mit Freunden zu treffen oder Dinge zu tun, die sie früher gern getan haben.

Diese Einstellung können Sie in kleinen, langsam immer größer werdenden Schritten überwinden.

Setzen Sie sich daher selbst persönliche Ziele: Sei es ein kleiner Spaziergang, den sie jede Woche etwas ausdehnen, ein Minigolfspiel mit Freunden, ein Kino- oder Theaterbesuch, ein kleines Kochevent, das wöchentliche Schwimmengehen oder ein gemeinsamer Ausflug.

Der Schlaf und was ihn stört

Ein- und mehr noch Durchschlafstörungen bestehen bei über 90 Prozent aller Fibromyalgie-Betroffenen. Diese Beschwerden sind sehr belastend, denn durch die häufig gestörte und verkürzte Nachtruhe ist auch die gesamte Tagesaktivität beeinträchtigt. Schlafstörungen beeinträchtigen die Leistungsfähigkeit und verursachen neue Ängste. Der Tag beginnt miserabel, wenn die Erkrankten total zerschlagen und kaputt erwachen und sich schon wieder vor der nächsten Nacht fürchten. Diese Angst ist auch keine gute Voraussetzung für guten Schlaf in der folgenden Nacht.

WISSEN

Schlafen für das körperliche Wohlbefinden

Für das körperliche Wohlergehen ist vor allem der Tiefschlaf von Bedeutung. Dabei regeneriert sich auch das Immunsystem, wie man aus Tierversuchen weiß. Totaler Schlafentzug über mehrere Tage ist nicht nur belastend, sondern kann im wahrsten Sinne des Wortes eine Folter und – in letzter Konsequenz – tödlich sein.

Aus diesem Grunde und auch, um das Verständnis für den Einfluss der Schlafstörung auf das gesamte Krankheitsgeschehen zu erleichtern, soll an dieser Stelle auf den Schlaf, was er bedeutet und was wir über ihn wissen müssen, näher eingegangen werden.

Wie viel Schlaf braucht der Mensch?

Mit dem Schlaf ist es wie mit den anderen Körperfunktionen: Solange sie problemlos ihren Dienst tun, machen wir uns über sie keine Gedanken.

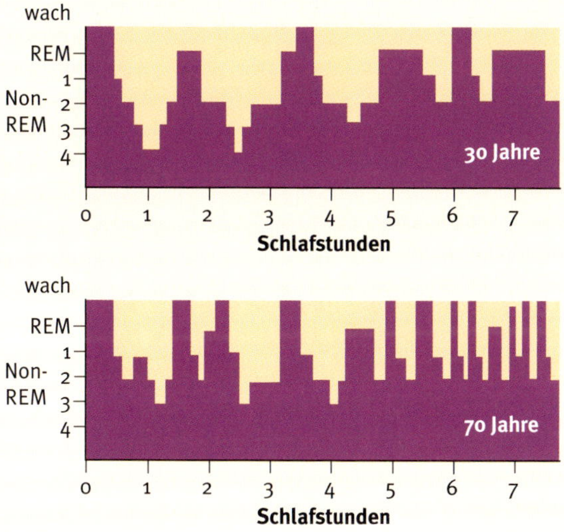

Non-REM:
ruhiger Schlaf mit den Tiefschlafphasen 1–4 (4 = tiefster Schlaf)

Die Schlafkurven verändern sich mit zunehmendem Lebensalter deutlich.

▲ Die Schlafphasen in unterschiedlichen Lebensaltern.

Wir verschlafen etwa ein Drittel unseres Lebens. Doch diese Zeit ist keine vertane Zeit. In dieser Phase haben Körper, Geist und Seele Zeit, sich zu regenerieren.

Dank der Möglichkeit zur Messung von Hirnströmen mit der Elektroenzephalografie (EEG) wissen wir, dass der Schlaf in mehreren Phasen verläuft. Unterscheiden lassen sich die sogenannten REM-Phasen von den Non-REM-Phasen. REM steht dabei für Rapid Eye Movement, was auf Deutsch schnelle Augenbewegungen heißt. In dieser Phase sind die Augen bei geschlossenen Lidern lebhaft in Bewegung. Auch das Herz schlägt schneller, die Muskelspannung ist dagegen deutlich herabgesetzt. Die Hirnströme sind in diesen Schlafphasen denen des Wachzustands ähnlich.

Abgelöst werden diese Phasen von den Non-REM-Phasen, die nach der Schlaftiefe in vier Stadien unterteilt werden (Stadium 1, leichter Schlaf, bis Stadium 4, sehr tiefer Schlaf). In den Tiefschlafphasen sind die Gehirnströme deutlich langsamer.

Diese Periodik der Schlafphasen wird jede Nacht mehrfach durchlaufen, wobei die REM-Phasen etwa alle eineinhalb Stunden auftreten. Sie gehen meist mit Träumen einher, an die wir uns am nächsten Tag jedoch nur noch selten erinnern können. In dieser Phase regeneriert sich besonders die Seele, Probleme des Tages werden verarbeitet, aber auch belastende Situationen »geprobt«. Auch sollen in dieser Phase bestimmte Lernleistungen gefestigt werden.

Das Schlafbedürfnis ist individuell sehr verschieden. Kinder schlafen länger als Erwachsene, deren durchschnittliches Schlafbedürfnis bei sechs bis neun Stunden liegt. Mit zunehmendem Lebensalter nimmt die Schlafdauer weiter ab. Bei den über 70-Jährigen beträgt sie nur noch fünf bis sechs Stunden. Hinzu tritt stattdessen oft ein Mittagsschlaf, ein Zeichen dafür, dass die biologische Rhythmik der Schlaf-wach-Regulation schwächer wird.

Die innere Uhr

Die Erforschung der biologischen Rhythmen ist sehr spannend, denn sie beeinflussen fast alle Lebensvorgänge, von denen die Schlafregulation nur einer ist. In diesem Rhythmus spiegelt sich z. B. das Auf und Ab der Körpertemperatur mit nächtlichem Minimum am frühen Morgen und Maximum am frühen Abend wider,

> **WICHTIG**
>
> **Der Schlaf-wach-Rhythmus**
>
> Hierzu wurden auch Experimente in einem Isolationsbunker durchgeführt, der Licht, Schall und Kontakt zur Außenwelt abschottete. Dadurch weiß man, dass auch ohne den Wechsel von Hell und Dunkel ein regelmäßiger Schlaf-wach-Rhythmus eintritt. Das bedeutet, dass der Körper die Tagesrhythmik noch durch andere Signale als das Licht empfängt.

der Blutdruck und die Konzentration des Nebennierenrindenhormons Cortisol. All diese Veränderungen stehen in direktem Zusammenhang mit dem durch die Erdrotation vorgegebenen 24-Stunden-Tag.

Die beschriebenen Rhythmen haben jedoch nichts zu tun mit dem Begriff der sogenannten Biorhythmik, die spekulativ Vorhersagen über imaginäre Rhythmen der Lebenskräfte macht, ausgehend vom Tag der Geburt.

Der Gipfel der Schlafbereitschaft ist durch die niedrigste Tagestemperatur des Körpers und ein »Tief« des Gesamtorganismus gekennzeichnet. Zu dieser Zeit sind die Konzentrationsfähigkeit und auch die Kreislaufstabilität am geringsten. Eine Auswirkung ist die hohe Unfallhäufigkeit bei Autofahrten in den frühen Morgenstunden.

Bei Verschiebungen der Tag-Nacht-Phasen, wie sie z. B. bei Flügen durch mehrere Zeitzonen (»Jetlag«) oder durch Schichtarbeit auftreten, kommt es zu Stimmungsverschlechterung und zu Konzentrationsstörungen. Das Steuerungszentrum für den Schlaf-wach-Rhythmus sitzt im Hypothalamus – tief im Gehirn – und ist mit dem Auge verbunden.

Störungen der Tiefschlafphasen

Untersuchungen des Schlafverhaltens, die vor fast vier Jahrzehnten von Harvey Moldofsky und seinen Mitarbeitern unternommen wurden, ergaben, dass bei der Fibromyalgie die Tiefschlafphasen des Non-REM-Schlafes gestört waren und damit die Schlafanteile, die in besonderem Maß der Erholung dienen. Andere Untersuchungen zeigten außerdem, dass der Schlaf nur sehr oberflächlich verlief und die Untersuchten schon geringste Geräusche wahrgenommen haben. Ferner konnten sich die Patientinnen am nächsten Morgen regelmäßig an sehr viel mehr Träume erinnern als gesunde Personen.

Moldofsky experimentierte auch mit Gesunden, die er unter EEG-Kontrolle in den Tiefschlafphasen weckte. Diese wiesen am nächsten Tag der Fibromyalgie ähnliche Symptome auf, nämlich Schmerzen am ganzen Körper, Müdigkeit und Leistungsschwäche.

Serotonin und Fibromyalgie

Die Wissenschaftler stellten die Hypothese auf, dass die Schlafstörung und damit auch die Fibromyalgie durch Störungen im Haushalt der Nervenübertragungsstoffe ausgelöst sein könnten. Die Tiefschlafphasen werden durch Serotonin eingeleitet. Es könnte also ein Mangel oder ein vermindertes Ansprechen auf Serotonin vorliegen. Ein erniedrigter Serotonin-Spiegel im Blut konnte auch bei einem Teil der Fibromyalgie-Betroffenen nachgewiesen werden.

Aufgrund der vielfältigen Funktion von Serotonin im Körper ist es schwierig, den Effekt einer medikamentösen Zufuhr nachzuweisen, zumal im Blut andere Konzentrationen von Serotonin zu finden sind als in der Rückenmarksflüssigkeit, den Synapsen und dem Gehirngewebe. Zahlreiche Medikamente, insbesondere Antidepressiva, beeinflussen offensichtlich die Serotonin-Konzentration und werden auch in der Therapie des Fibromyalgie-Syndroms eingesetzt.

Aus den bisher vorliegenden Erkenntnissen kann auf jeden Fall der Schluss gezogen werden, dass ein wichtiger Ansatz zur Verbesserung des Schlafes eine Förderung des Schlaf-wach-Rhythmus ist. Das kann durch Verminderung von Tagesaktivitäten und Vermeidung von Mahlzeiten vor der Einschlafzeit, durch Ausschalten von störenden Geräuschen und Lichteinflüssen und durch das Schaffen kühler, jedoch nicht zu kalter Schlafzimmertemperaturen geschehen.

Was das Ein- und Durchschlafen fördern kann

- Versuchen Sie, zu relativ regelmäßigen Zeiten ins Bett zu gehen und auch wieder aufzustehen. Das gilt auch für das Wochenende.
- Regelmäßige leichte körperliche Betätigung (ein Spaziergang eine Stunde vor dem Schlafengehen) wirkt schlaffördernd.
- Lassen Sie den Tag langsam und in Ruhe ausklingen.
- Vermeiden Sie Anstrengungen direkt vor dem Schlafengehen.
- Entspannen Sie sich bei einem schönen Buch, nehmen Sie ein warmes Bad.

- Vermeiden Sie schwere Mahlzeiten vor dem Schlaf. Trinken Sie abends nicht zu viel Alkohol.
- Auch Nikotin hat eine stimulierende Wirkung. Rauchen Sie daher nicht vor dem Schlafengehen
- Kaffee und koffeinhaltige Getränke sind Muntermacher. Als Ausnahme führen sie manchmal bei alten Menschen zu einer Schlafverbesserung.
- Versuchen Sie, tagsüber nicht zu schlafen.
- Wälzen Sie vor dem Einschlafen keine Probleme, sondern rufen Sie sich angenehme Situationen ins Gedächtnis, planen Sie angenehme Dinge.
- Probieren Sie die Wirkung von Entspannungsübungen (z.B. Autogenes Training) vor dem Einschlafen aus.
- Sollten Sie nicht innerhalb einer halben Stunde einschlafen können, quälen Sie sich nicht weiter, sondern stehen auf, tun etwas, was Sie nicht beunruhigt, und legen sich erst wieder hin, wenn Sie sich sehr müde fühlen.
- Das Schlafzimmer sollte ruhig, kühl und abgedunkelt sein. Auch tickende Uhren können stören.
- Sind Sorgen und Probleme die Ursache Ihrer Schlafstörung, so versuchen Sie, diese zu lösen. Hierfür ist jedoch die Zeit vor dem Einschlafen denkbar ungeeignet. Scheuen Sie sich nicht, zum Aufarbeiten der Probleme Hilfe in Anspruch zu nehmen.

Das Bett sollte über einen stabilisierenden Lattenrost und eine nicht zu harte Matratze verfügen, die Decke sollte angenehm, der Jahreszeit entsprechend und nicht zu schwer sein.

Feste Rituale, wie das Lesen einiger Seiten vor dem Einschlafen, können ebenfalls den Schlaf fördern. Auch ein Glas Bier oder Wein, aber auch ein mildes Pflanzenpräparat, z.B. aus Baldrian, Hopfen oder Passionsblumen, hilft manchmal, den Schlaf anzustoßen.

Nicht nur Hopfen als Inhaltsstoff eines Glases Bier kann als Schlaftrunk die Nachtruhe fördern, sondern auch ein Hopfenkissen unterstützt den Schlaf. Die Hülle aus Baumwollstoff in der Größe von 22×25 cm ist schnell genäht und wird mit ca. 120 g getrocknetem Hopfen gefüllt. Alternativ können auch Lavendel, Baldrian oder Melisse mit ähnlicher Wirkung verwendet werden.

Organische Störungen?

Ausführliche Untersuchungen wurden angestellt, um mithilfe von Muskel- und Sehnen-Biopsien Veränderungen zu finden, die die Erkrankung besser verstehen und auch behandeln lassen. Doch bis heute ließen sich durch Licht- und Elektronenmikroskopie nur unspezifische Veränderungen finden, die bei den Erkrankten nicht häufiger auftraten als bei Gesunden.

Da Fibromyalgie-Betroffene häufig über Schwäche und Kraftlosigkeit klagen, wurden der Energiehaushalt und der Muskelstoffwechsel ebenfalls intensiv untersucht. Fasst man die Ergebnisse der bioptischen Untersuchungen und der Magnetresonanzspektroskopie (mit der tief im lebenden Gewebe chemische Substanzen identifiziert werden können) zusammen, so ergeben sich bisher auch hier keine schlüssigen Hinweise auf das Krankheitsgeschehen. Des weiteren konnte keine Untersuchung einen generellen Sauerstoffmangel in der Muskulatur nachweisen. Die von fast allen Erkrankten verspürte Muskelschwäche beruht deshalb zumindest zum Teil auf einem Trainingsmangel infolge schmerzbedingter Schonung.

Der bisher fehlende Nachweis einer Schädigung im Bereich der Bewegungsorgane legt den Schluss nahe, dass zentralnervöse (d. h. im Gehirn und Rückenmark angesiedelte) Mechanismen eine Rolle spielen. Indizien dafür wären die Schlafprobleme und eine möglicherweise gestörte Konzentration von Botenstoffen im Gehirn wie Serotonin, dem Schmerzübertragungsstoff Substanz P und den körpereigenen Schmerzmitteln, den Endorphinen.

Schmerz lässt sich bekanntermaßen nicht messen. Das gilt nun allerdings nicht mehr so absolut; denn zu diesem Thema hat die Wissenschaft mit neuen bildgebenden Verfahren dramatische Erkenntnisse geliefert. Vor einigen Jahren ergaben Untersuchungen mit SPECT (single photon emission computed tomography) schon Hinweise auf unterschiedliche Aktivitäten in den schmerzverarbeitenden Arealen des Gehirns zwischen Fibromyalgie-Betroffenen und gesunden Frauen. Dadurch war auch erneut bestätigt geworden, dass es nicht ein einziges Schmerzzentrum im Gehirn gibt, sondern dass ein ganzes Netzwerk verschiedener Orte im Gehirn an der Verarbeitung von Schmerzreizen und schließlich der Schmerzwahrnehmung und -bewertung beteiligt ist.

Schmerzempfinden bei Fibromyalgie-Patientinnen

Mit der funktionellen Kernspintomografie (fMRT) konnte gezeigt werden, dass auf Druckreize hin die Aktivität in den schmerzrelevanten Schaltstellen des Gehirns bei Patientinnen mit Fibromyalgie

▼ Funktionelles MRT des Gehirns. Oben: Gehirnaktivität nach Schmerzreiz ohne ablenkende Maßnahmen; unten: Gehirnaktivität mit Schmerzablenkung.

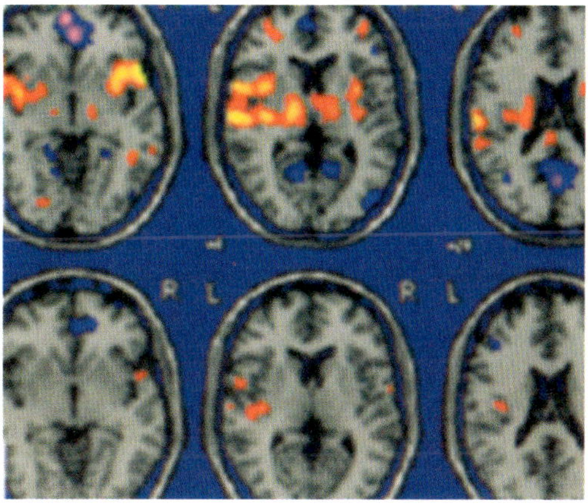

höher war als bei Gesunden. Diese zeigten erst dann eine vergleichbare Aktivität in den Schmerzarealen, wenn der Druckreiz wesentlich höher war.

Nach diesen Ergebnissen kann auch die Diskussion ein Ende haben, dass sich Fibromyalgie-Patientinnen ihre Schmerzempfindlichkeit einbilden.

Im fMRT konnte sogar der schmerzlindernde Effekt von Hypnose oder Ablenkung nachgewiesen werden.

Körper- und Seelenlast

Sehr häufig – eigentlich fast immer – finden sich in der Biografie von Fibromyalgie-Patientinnen schwere Be- und Überlastungen. Hierbei sind die körperlichen und seelischen Lasten oft verwoben und fast nicht mehr zu trennen.

Der Schweizer Rheumatologe Weintraub hat immer auf den Volksmund hingewiesen, der im vor Schmerz gesenkten Kopf auch eine Traurigkeit und die »Angst im Nacken« sah, im schmerzenden Kreuz das »gebrochene Rückgrat«. Der gebeugte Rücken kann Folge einer drückenden Last sein, durch uner-»träg«-liche Sorgen, ein Übermaß an Verantwortung oder einen ständigen »Druck«, dem die Betroffenen nicht ausweichen können.

Wenn z. B. eine Frau neben dem Haushalt und der Erziehung der Kinder noch berufstätig ist und die Pflege älterer Familienmitglieder übernommen hat, dann ist in manchen Fällen eine Überlastung erreicht, der sich der Organismus nur noch durch körperliche Beschwerden erwehren kann. Der Körper setzt damit praktisch eine Grenze, die die Betroffene aufgrund ihrer auf Gutmütigkeit, Hilfsbereitschaft und manchmal Selbstverleugnung angelegten Persönlichkeitsstruktur sonst nie respektieren würde.

Die Persönlichkeit bei Fibromyalgie wird allgemein als ehrgeizig, zur Perfektion neigend und äußerst korrekt beschrieben. Im Beruf gelten die meisten Betroffenen als hart arbeitend und loyal.

Diese an sich positiven Eigenschaften können im Alltags- und Berufsleben jedoch zum Handicap werden, da viele Betroffene nicht fähig sind, Nein zu sagen.

Die mit diesem Wort verbundene Zurückweisung der Wünsche anderer wäre auch ein Widerspruch zu der immer wieder bei Fibromyalgie-Betroffenen vorhandenen Tendenz, es allen recht machen zu wollen und kein unharmonisches oder feindliches Klima aufkommen zu lassen.

Dadurch bürden sie sich mehr und mehr Aufgaben auf, bis sie schließlich physisch und psychisch total erschöpft sind und zusammenbrechen.

Die Betroffenen haben oft auch Hemmungen, ihre Gefühle zu zeigen, insbesondere Wut und Zorn. Wie diese »Aggressionshemmung« zu einem gesteigerten Muskeltonus beitragen kann, haben wir am Beispiel des Kieferbefalls gezeigt.

Möglicherweise nehmen die Betroffenen ihre Gefühle auch in geringerem Maße wahr. Viele Patientinnen berichten, sie könnten sich sehr schlecht in ihren eigenen Körper einfühlen und würden nicht spüren, wenn sie sich zu viel zumuten.

Wenn der Körper wegen der Überlastung nicht mehr in der gewohnten Weise »funktioniert«, sind sie von ihm (wie von einem unzuverlässigen Fahrzeug) enttäuscht.

Gibt es frauenspezifische Krankheitsfaktoren?

Frauen im mittleren Lebensalter sind mehr als achtmal so häufig wie Männer von der Fibromyalgie betroffen. In diesem Lebensabschnitt treten wichtige hormonelle Veränderungen auf, die häufig von Beschwerden der Harnwege und Genitalorgane begleitet werden. Es kommt zu den charakteristischen Beschwerden der Menopause, teilweise besteht auch Stressinkontinenz.

Ob die hormonellen Veränderungen für den hohen Frauenanteil in dieser Altersgruppe verantwortlich sind, ist aber fraglich, da die Beschwerden schließlich in jeder Alterstufe auftreten können. Die medikamentöse Zufuhr weiblicher Hormone führt üblicherweise bei den typischen postmenopausalen Beschwerden zu einer gewissen Besserung der Symptome. Die Fibromyalgie wird durch eine Hormontherapie nicht beeinflusst. In jedem Fall sollte bei Wechseljahrsbeschwerden eine ausführliche frauenärztliche Beratung über die Vor- und Nachteile der hormonellen Therapie im individuellen Fall erfolgen und die Behandlung nach einigen Jahren auch erneut überprüft werden.

Gleichzeitig kommen in dieser Lebensphase zusätzliche seelische Belastungen und Umstellungen für die Frauen hinzu. Sie werden nicht nur mit den Vorboten des Alters konfrontiert, sondern sie erleben den Tod ihrer Eltern und verlieren mit der Ablösung der Kinder auch ihre Aufgabe als Mutter.

Keine psychische oder psychiatrische Erkrankung

An dieser Stelle soll noch einmal betont werden, dass es sich trotz des Einflusses psychischer Faktoren auf die Auslösung der Symptome bei der Fibromyalgie nicht um eine psychische Erkrankung handelt. Das wird von allen mit dieser Erkrankung befassten Ärzten und Therapeuten heute so gesehen und wurde auch in der »Kopenhagener Deklaration«, dem Konsensdokument des Internationalen Fibromyalgie-Kongresses »Myopain« 1992, festgeschrieben.

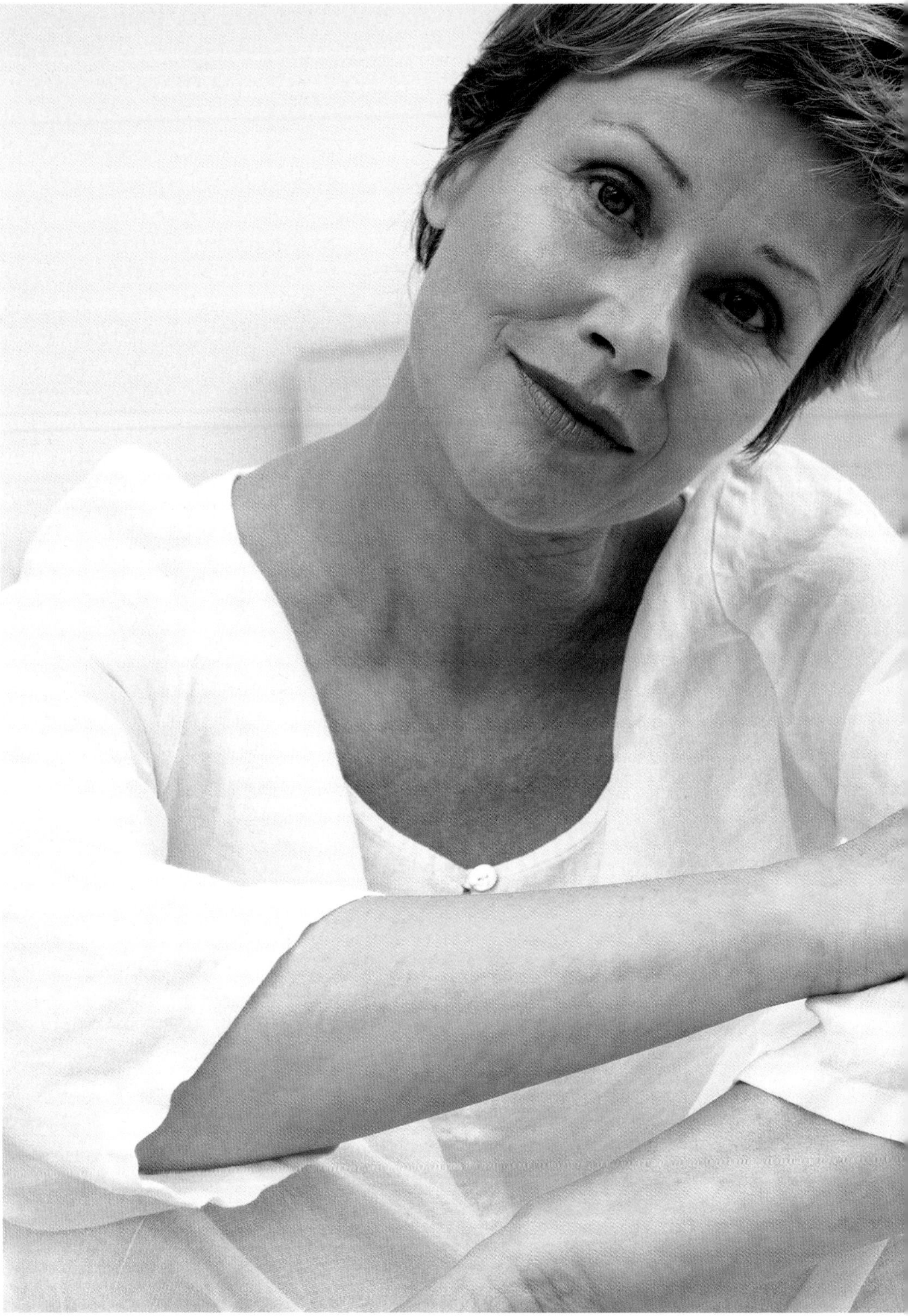

Therapie und Selbsthilfe

Erfahren Sie, wie Sie Symptome lindern und die eigenen Kraftreserven erfolgreich mobilisieren können. So finden Sie zu Ihrer eigenen Mitte zurück und lernen, mit den Schmerzen umzugehen.

Möglichkeiten der Therapie – was Sie tun können

Die Therapie des Fibromyalgie-Syndroms ist zweifellos schwierig, und die Erfolge sind individuell sehr unterschiedlich. Sie hängen sehr von der Aktivität der Betroffenen, ihrer Selbstwirksamkeit und ihren Hilfemöglichkeiten ab. Es gibt – und das wird sich kurzfristig nicht ändern – bislang keine durchschlagende Therapie, aber viele kleine Mosaiksteinchen für eine Linderung der Beschwerden und die Wiederherstellung einer lebenswerten Alltagssituation.

Wie im letzten Kapitel gezeigt wurde, sind die Ursachen der Fibromyalgie allenfalls teilweise bekannt, und es müssen vermutlich mehrere vorliegen, sodass die Erkrankung bisher nicht ursächlich behandelt werden kann. Mögliche Therapien werden also an den einzelnen Symptomen angreifen müssen und diese zu lindern versuchen. Und die Behandlung wird auch darin liegen, die Ressourcen der Betroffenen – alles, was an Eigenkräften vorhanden ist – zu mobilisieren und zu reaktivieren, um das Leben möglichst angenehm zu gestalten.

Baron von Münchhausen

» Mut und Selbstvertrauen wiedergewinnen

Dem Betroffenen obliegt daher in der Auseinandersetzung mit der Erkrankung die Hauptarbeit. Erinnern Sie sich an die abenteuerlichen Geschichten des Barons von Münchhausen?

»Ein anderes Mal wollte ich über einen Morast setzen, der mir anfänglich nicht so breit vorkam, als ich ihn fand, da ich mitten im Sprunge war. Schwebend in der Luft wendete ich daher wieder um, wo ich hergekommen war, um einen größeren Anlauf zu nehmen. Gleichwohl sprang ich auch beim zweiten Mal noch zu kurz und fiel nicht weit vom anderen Ufer bis an den Hals in den Morast. Hier hätte ich unfehlbar umkommen müssen, wenn nicht die Stärke meines eigenen Armes mich an meinem eigenen Haarzopfe, samt dem Pferde, welches ich fest zwischen meine Knie schloss, wieder herausgezogen hätte.«

Sie sollen natürlich nicht auf Kanonenkugeln in feindliche Lager fliegen und Luftakrobatik machen, aber den Mut und das Selbstvertrauen erwerben, Ihren Lebensplan selbst zu gestalten, Ihre Gesundheit und Krankheit selbst zu beeinflussen. Dieses Buch kann Ihnen dazu erstes Rüstzeug und Anregungen an die Hand geben. Entscheidend wird für Sie sein, was Sie selbst tun.

Therapie ist nicht Heilung

Verkürzt heißt das: Nicht mit einer Wunderpille, sondern mit einer Vielzahl kleiner Schritte geht es in Richtung Krankheitsverbesserung. Leider sind wir noch weit davon entfernt, die Krankheit heilen oder eine völlige Schmerzfreiheit erreichen zu können. Das realistische Behandlungsziel heißt, mit der Krankheit, mit den Schmerzen und Beschwerden besser zurechtzukommen.

Die Betroffenen müssen akzeptieren, dass sie – aus welchen Gründen auch immer – die Veranlagung haben, auf bestimmte Belastungssituationen mit den Symptomen der Fibromyalgie zu reagieren. So wie der Körper anderer Menschen auf Belastungen mit unerträglichen Kopfschmerzen oder Ekzemen antwortet, reagieren Sie mit Verspannung, Muskelschmerzen, Bauchschmerzen und schneller Erschöpfung.

Im nächsten Schritt muss es darum gehen, sich diese Belastungssituation bewusst zu machen und zu entschärfen. Außerdem sollten die krankheitsverschlimmernden Faktoren abgebaut und die Faktoren gestärkt werden, die zu einer Linderung der Beschwerden beitragen.

Übungen bei Rückenproblemen

Wer Rückenprobleme hat, sollte sich öfter mal dehnen und strecken und im Alltag seine Haltung und Position immer wieder wechseln. Geeignete Übungen helfen, die Körperwahrnehmung zu schulen, die Rückenmuskulatur zu kräftigen und den Bewegungsorganismus zu stabilisieren.

Übung 1: Katzenbuckel und Pferderücken. Hierzu knien Sie sich auf eine Matte, setzen Sie sich auf Ihre Fersen und arbeiten sich auf den Händen möglichst weit nach vorn vor. Das Gesäß bleibt dabei auf den Fersen. Heben Sie nun den Po über die Knie und setzen Sie die Hände unter den Schultern am Boden auf. Nun haben Sie den Vierfüßlerstand erreicht. Machen Sie jetzt den Rücken rund wie zu einem Katzenbuckel: Das Kinn berührt das Brustbein. Anschließend heben Sie Becken, Brustkorb und Kopf und lassen dabei den Rücken nach unten sinken (der Pferderücken).

Nach fünf Wiederholungen dieser Übung gehen Sie wieder in den Vierfüßlerstand, jetzt mit geradem Rücken. Dabei sind der Bauch angespannt und die Ellbogen leicht gebeugt. Nun verstärken Sie mit

Anleitung zur Selbsthilfe

Therapie beim Fibromyalgie-Syndrom ist zum größten Teil Hilfe zur Selbsthilfe. Selbsthilfe ist auch eine das »Selbst« stärkende Therapie, da sie aus den Betroffenen selbst kommt, aus der eigenen wieder erstarkenden Kraft. Diese Selbsthilfe wird wahrscheinlich lebenslang gebraucht werden.

Von den therapeutischen Möglichkeiten steht Bewegung sicher an erster Stelle. Sie ist auch am einfachsten durchzuführen, benötigt keine oder wenig Ausrüstung und ist vor allem gut in den Alltag zu integrieren. Zur Auswahl stehen erst mal das Gehen, (Nordic-)Walking, Wandern, und vielleicht ist auch Laufen, Joggen möglich. Diese Bewegungsmöglichkeiten sind mit oder ohne Partner/Begleitung, Hund oder Gruppe variierbar und können die Sonne, die Natur, eine Sehenswürdigkeit, eine Besorgung oder den Arbeitsplatz zum Ziel haben. Weitere gängige Bewegungsformen sind Radfahren, Golf, die Gymnastikgruppe, Ballsportarten und vieles mehr und natürlich alle Bewegungsformen im Wasser, insbesondere Schwimmen und Aquatraining.

Selbst am Arbeitsplatz kann die Bewegung intensiviert werden, wenn

- die Treppe statt des Lifts benutzt wird,
- Sie selbst zum Kopierer, zum Drucker oder zur Poststelle gehen,
- Sie statt des Telefons die direkte Kommunikation ein paar Türen weiter nutzen,
- die Mittagspause mit einem kleinen Verdauungsspaziergang beenden,
- Sie beim Telefonieren aufstehen, sich bewegen und z.B. auf den Zehen wippen,
- Sie zwischendurch ein paar Dehnübungen machen.

Entspannung ist das Gegengewicht zur Aktivität. Es ist der Ausgleich für Körper und Seele. Darauf baute schon die Chinesische Medizin vor Tausenden von Jahren auf mit dem Wiederherstellen der Balance zwischen dem Yin und dem Yang, dem weiblichen und dem männlichen Prinzip, dem Mangel und dem Überfluss.

Wärmeanwendungen, balneologische Behandlungen, Entspannungsübungen, dem eigenen Wohlfühlen nachspüren und vieles andere mehr führen zur Lockerung und Entspannung der Muskulatur, des Körpers und des gesamten Systems. Folgende Wärmeanwendung (Heiße Rolle) lässt sich ohne Probleme in den Alltag integrieren:

Ein Handtuch wird so zusammengerollt, dass an einem Ende eine trichterförmige Öffnung entsteht, es am anderen Ende aber fest geschlossen bleibt. In die Öffnung wird nun heißes Wasser gegossen, bis das gesamte Handtuch gut durchfeuchtet ist. Die Rolle wird dann in zwei weitere Tücher gewickelt und auf oder unter die schmerzende Körperstelle gelegt. Kühlt das Tuch ab, kann das äußerste Handtuch entfernt werden und das nächste Tuch gibt jetzt Wärme ab.

Angelika G.

» Ich war schon immer ein sportlicher Mensch

Sport gehört für mich einfach dazu. Schon seit der Kindheit jogge ich regelmäßig. Mit der Fibromyalgie sind Muskelentspannungs-Übungen nach E. Jacobson hinzugekommen, die ich jeden Abend vor dem Zubettgehen mache. Ich würde auch gern nach der Methode von Moshé Feldenkrais arbeiten, da mir sein Ansatz gefällt. Dabei tue ich etwas für mich, und das ist mir wichtig. Seit zwei Jahren besuche ich einmal wöchentlich für je eine Stunde einen Pilates- und einen Aerobic-Kurs. Das hilft mir nicht nur, die Schmerzen unter Kontrolle zu halten, sondern auch, ein gutes Gefühl für mich und meinen Körper zu entwickeln. Neben den sportlichen Aktivitäten ist mir aber auch wichtig, Zeit für mich zu haben, meinen Drang zum Perfektionismus abzulegen und der eigenen Überbeanspruchung entgegenzutreten. Das ist ganz schön schwierig. Denn die schon zu Hause bei den Eltern erlebten Verhaltensmuster lassen sich mitunter nur schwer ändern. Aber ich arbeite daran, und das macht mir Hoffnung.«

Regina O.

» Etwas in Bewegung setzen

»Die Gespräche während der Rehabilitation haben mir sehr geholfen. Sie waren ein guter Anfang, über mich selbst nachzudenken und mir über meine eigenen Bedürfnisse mehr Klarheit zu verschaffen. Es war auch gut zu erfahren, wie andere ihre Krankheit erleben, wie sie damit umgehen und was sie bei sich ändern wollen. Offenbar waren die meisten Anwesenden im sozialen Bereich tätig und hatten mit ähnlichen beruflichen Problemen zu kämpfen wie ich. Ich fühlte mich verstanden und musste mir keine abfälligen Kommentare anhören. Besonders die Gespräche mit der Psychologin haben mir geholfen, mich besser zu sehen und in meine Vergangenheit zu schauen, auch wenn das mitunter schmerzhaft ist. So glaube ich, ein frühkindliches Trauma ausgemacht zu haben, das später bei mir zur Fibromyalgie geführt hat. Ich bin fest entschlossen, auch nach der Rehabilitation weiter in psychologische Behandlung zu gehen, weil ich merke, dass mir das guttut. Mal nicht funktionieren und mich mithilfe von unentwegten Aktivitäten von mir ablenken müssen – das ist eine Perspektive für mich, die ich hoffentlich auch nach der Rehabilitation weiterverfolge.«

dem rechten Arm und dem linken Knie den Druck in den Boden und wechseln im Atemrhythmus zum linken Arm und zum rechten Knie. Der Bodenkontakt bleibt immer bestehen. Eine Steigerungsmöglichkeit ist gegeben, wenn Sie die nicht belasteten Extremitäten leicht vom Boden abheben, ohne dass sich die Hüfte verdreht. Das ganze fünf Mal wiederholen.

Übung 2: Die zweite Übung beginnt in Rückenlage. Die Füße stehen in hüftbreitem Abstand auf dem Boden. Nun wird der Bauch kurz gemacht, d. h., der Rücken nähert sich dem Boden. Legen Sie die Arme neben dem Körper ab und heben Sie das Gesäß. Die optimale Position haben Sie erreicht, wenn der Bauch kurz bleibt und Schulten, Hüftgelenke und Knie sich in einer Linie befinden. Halten Sie diese Position über fünf tiefe Atemzüge und wiederholen Sie das Ganze drei Mal.

Übung 3: Für die dritte Übung gehen Sie wieder in die Ausgangsstellung wie bei Übung 2 und schieben die Hände von der Seite unter das Kreuz. Jetzt machen Sie ein Hohlkreuz, ohne den Po anzuheben, und drücken anschließend den Rücken fest gegen Ihre Hände. Verstärken Sie den Druck abwechselnd auf den linken und den rechten Fuß Richtung Boden. Der Druck des Rückens auf die Hände bleibt dabei trotz der abwechselnden Anspannung der Beine konstant.

Abschlussübung: Zum Schluss noch eine entspannende Dehnung. Sie liegen wieder auf dem Rücken, mit gestreckten Beinen und über den Kopf hinaus gestreckten Armen. Der gesamte Körper liegt weiterhin auf dem Boden auf. Wandern Sie nun mit Armen und Beinen zur rechten Seite, sodass die Form einer Mondsichel entsteht. Atmen Sie fünf Mal in die gedehnte Seite und wechseln Sie anschließend mit Armen und Beinen auf die Gegenseite.

Selbsthilfe beginnt im Kopf. Was kann ich tun? Was will ich tun? Es geht um Zufriedenheit, Abgrenzung, Genuss, soziale Kommunikation, Loslassen und Zupacken, darum, Unterstützung zu suchen, Konflikte zu klären, der Erkrankung etwas entgegenzusetzen. Im Einzelfall ist auch professionelle Unterstützung in Form von psychotherapeutischer Beratung und Gesprächssitzungen nötig und hilfreich, um sich selbst wiederzufinden, um sich »den Rücken stärken« zu lassen.

Am Schluss zählt, dass Sie »Ihr Ding« finden: die Möglichkeit, mit der Fibromyalgie zu leben und relativ gut zu leben. Eine gesunde Balance zu finden zwischen befriedigender Aktivität und Arbeit und entspannendem Ausgleich mit einem Hobby, einer Liebhaberei, die Sie gepackt hat und bei der Sie alles vergessen können.

Die Therapiemöglichkeiten der Fibromyalgie bleiben individuell, d. h., sie müssen für jede Betroffene probiert und letztendlich auch durch Versuch und Irrtum gefunden werden. In der Leitlinie Fibromyalgie finden sich weitgehend alle Therapiemöglichkeiten, die durch (vergleichende) Untersuchungen überprüft wurden. Von diesen hatten sich am erfolgreichsten gezeigt:

Therapiemöglichkeiten nach der Leitlinie Fibromyalgie.

Therapieform	Bewertung
Psychologische Schmerztherapie	++
Anaerobes Ausdauertraining, Muskeltraining an Geräten	++
Multimodale (Kombinations-)Therapie	++
Verhaltenstherapie allein und in Kombination	++
Information und Schulung	++
Imagination, Hypnose, therapeutisches Schreiben	+
Ganzkörperwärme/balneologische Therapie	+
Amitriptylin, zeitlich begrenzt	++
Fluoxetin, zeitlich begrenzt	+
Duloxetin, zeitlich begrenzt Milnacipran, zeitlich begrenzt (nur in A)	+
Gemeinsame Entscheidungsfindung von Patient und Behandler	++
Krankengymnastik	(+)
Funktionstraining	(+)
Chirotherapie/Osteopathie, zeitlich befristet, in Kombination mit anderen Therapien	(+)
Ganzkörperkältetherapie	(+)
Örtliche Wärmetherapie, zeitlich befristet	(+)
Massagen, zeitlich befristet	(+)
Lymphdrainage, zeitlich befristet	(+)
Ultraschall und Reizstrom	(+)
Niedrigenergielaser, Magnetfeldtherapie, in Kombination mit anderen Therapien	(+)
Amitriptylin o. Fluoxetin, längerfristig	(+)
Duloxetin, längerfristig	(+)

Bewertungsschlüssel: ++ = soll durchgeführt werden; + = sollte angewandt werden; (+) = kann erwogen werden; (–) = keine Empfehlung; – = wird nicht empfohlen; – – = wird nicht empfohlen (starke Empfehlung); A = Österreich

Therapieform	Bewertung
Cyclobenzapin (Muskelrelaxans) im Einzelfall	(+)
Tramadol, zeitlich befristet	(+)
Pregabalin	(+)
Tropisetron, zeitlich befristet, bei Versagen empfohlener Therapien	((+))
Akupunktur, zeitlich befristet, in Kombination mit anderen Therapien	(+)
Homöopathie, zeitlich befristet, in Kombination mit anderen Therapien	(+)
Alleinige Entspannungstherapie	–
Hyperbarer Sauerstoff, Stangerbad	–
Massagen als alleinige Therapie	–
Lokale Injektionen	–
TENS-Therapie	–
Operative Therapie (Quadrantenintervention)	– –
Moclobemid	–
Antidepressiva: Venlafaxin, Mirtazapin	–
Schlafmittel: Zopiclon, Zolpidem	–
Anxiolytika: Alprazolam, Bromazepam	–
Neuroleptika: Ritanserin, Olanzapin	–
Nichtsteroidale Antirheumatika	–
Analgetika: Parazetamol, Metamizol	–
Anästhetika: Ketamin o. Lidocain intravenös	–
Sodiumoxybat	–
Wachstumshormon, Androgen DHEA, Kortikosteroide, Calcitonin, Schilddrüsenhormone	–
Nahrungsmittelergänzungsprodukte	–
Biologische Substanzen: S-Adenosyl-Methionin, Staphylokokken-Toxoid, Hydroxytryptophan	–
Akupunktur als alleinige Therapie	–

Beispiel für eine Liste von »Faktoren, die meine Beschwerden beeinflussen«

Verstärkung der Symptome	Linderung der Symptome
kalter Wind	ein warmes Bad
wenn ich an meine Kindergartenzeit denke	Gespräche mit Freunden
usw.	usw.

Grundlagen der Behandlung

Zu allererst ist es sowohl für Sie als Patient als auch für Ihren Arzt äußerst wichtig, bestimmte Behandlungsgrundlagen zu beachten, da sonst alle anderen nützlichen Maßnahmen mit einer sehr hohen Wahrscheinlichkeit zum Scheitern verurteilt sind.

Damit nicht nur die Symptome, sondern – soweit möglich – die zugrunde liegende Erkrankung behandelt wird, ist auch bei der Fibromyalgie eine präzise und eindeutige Diagnose von großer Wichtigkeit – für Sie wie auch für Ihren Arzt. Die sichere Diagnosestellung bedeutet zudem Klarheit für die Betroffenen und schafft Erleichterung: Die Zeit der Ungewissheit, um welche Erkrankung es sich handelt, ist endgültig vorbei.

Der nächste Schritt ist die ausführliche Information über die Erkrankung. Sie müssen wissen, dass die Krankheit nicht bösartiger Natur ist. Auch auf lange Sicht bleiben die Gelenke beweglich und die Mobilität erhalten.

Anschließend ist es wichtig, dass Sie sich als Betroffene im Mechanismus der Krankheitsentstehung und -verfestigung selbst wiedererkennen, sich an Lebensereignisse erinnern, die zur Fibromyalgie geführt haben könnten. Sodann sollten Sie in Ruhe alle Ihnen in den Sinn kommenden Faktoren auflisten, die in der Vergangenheit eine schmerzverstärkende Wirkung hatten, ebenso alle Faktoren, die jemals eine Linderung oder Besserung der Krankheitssymptome zur Folge hatten.

Veränderungen am Arbeitsplatz und zu Hause

Mittel- und langfristiges Ziel muss es nun sein, die negativen und krank machenden Faktoren abzubauen und die gesundheitsfördernden auszubauen und zu erweitern.

Was stört Sie, was quält Sie, was hindert Sie in Ihrer Weiterentwicklung? Was sind Ihre Wünsche, Ihre Ziele? Was wollten Sie schon immer einmal machen?

Wichtig ist es auch, notwendige Anpassungen oder Veränderungen zu Hause oder am Arbeitsplatz vorzunehmen. Hier wie dort ist zu beachten, dass monotone und sich ständig wiederholende Arbeitsgänge nach Möglichkeit verändert werden. Günstig ist es auch, diese oft unvermeidlichen Tätigkeiten über den Arbeitstag oder bei Hausarbeit über den Tag und die Woche zu verteilen. Solche sehr einseitigen Tätigkeiten erhöhen den Muskeltonus und damit auch den Zug auf die Sehnen und ihre Ansatzstellen am Knochen. Durch wechselnde Tätigkeiten wird auch die entgegengesetzt wirkende Muskulatur beansprucht und dadurch der angespannte Muskel wieder entlastet.

Andere Möglichkeiten sind, die Umweltbedingungen anzupassen und beispielsweise die Höhe des Arbeitstisches zu ändern, um für Rücken und Nacken schonender stehen bzw. sitzen zu können. Ähnliches gilt für den Computer-Arbeitsplatz. Zusätzliche Hilfen wie Handgelenksstütze an der Tastatur, ergonomische Tastatur und Manuskripthalter verursachen keinen großen Aufwand.

Die gleichen Überlegungen zur Vermeidung monotoner Bewegungen und verkrampfter Haltung in ungünstiger Position gelten auch für den Freizeitbereich – vom Gärtnern und Heimwerken über Handarbeiten bis zum Sport. Beim Autofahren hat der Fahrer nur wenige Möglichkeiten, während der Fahrt seine Haltung wesentlich zu ändern. Deshalb sollten Pausen mit Lockerungsübungen und »Vertreten der Beine« häufig eingelegt werden. Auch medizinische Möglichkeiten sind vielfältig. Das können ganz einfache und handwerkliche Maßnahmen sein wie eine Schuherhöhung bei schiefem Becken oder eine Zahnschiene gegen nächtliches Zähneknirschen.

Wenn die Betroffenen einen Teil dieser Überlegungen zusammen mit ihren Ärzten und Therapeuten anstellen können, kommen sicher noch neue hilfreiche Ideen

WICHTIG

Mitverantwortung der Betroffenen – Hilfe durch Ihren Arzt

- Patientenmotivation: »Möchten Sie Veränderungen erreichen?«
- Stabile Arzt-Patient-Beziehung: »Ich werde Sie bei diesen Veränderungen unterstützen.«
- Selbstverantwortung: »Sie haben mehr Einfluss auf Ihr Problem denn ich als Arzt.«
- Information: »Ich kann Ihnen Informationen geben, damit Sie kleine Veränderungen erreichen.«
- Selbstfürsorge: »Sie müssen täglich kleine Veränderungen versuchen, um Ihre Befindlichkeit zu verbessern.«
- Langfristige Veränderungen: »Eine deutliche Veränderung wird erst in mehreren Monaten eintreten.«

hinzu. Sie müssen sich bei Fragen an Ihren Arzt wenden können und sich im Verlauf der Erkrankung seiner Unterstützung und wohlwollender Begleitung sicher sein. Das wirkt sich unterstützend auf Ihre Selbstfürsorge und Selbstverantwortung aus.

Hilfe zur Entspannung

Für Fibromyalgie-Betroffene macht es Sinn, eine Entspannungsmethode zu erlernen. Eine der wirksamsten Methoden ist das Autogene Training. Auto-gen heißt wörtlich »aus sich selbst heraus«. Mit dieser Methode kann jeder Mensch erlernen, sich besser zu entspannen. Das Autogene Training fordert nur, wie der Name sagt, einige Übung, eben Training.

Die Wärme- und die Schwereübung aus dem Autogenen Training

- Vor Beginn des Autogenen Trainings legen oder setzen Sie sich ganz bequem und entspannt hin. Die Augen sind geschlossen, der Mundboden ist ganz locker. Zur Einstimmung sagen Sie mehrere Male zu sich selbst: »Ich bin ganz ruhig, gelöst und entspannt.«
- Versuchen Sie, sich von störenden Gedanken ganz allmählich zu entfernen.
- Anschließend – damit beginnt die Schwereübung – sagen Sie sich in Gedanken: »Der rechte Arm ist schwer, ganz schwer, ganz angenehm schwer.«
- Bei dieser Formel, die Sie in Gedanken wiederholen, können Sie sich intensiv vorstellen, dass der Arm schwer und gelöst neben Ihnen liegt. Stellt sich nach einiger Zeit dieses Körpergefühl tatsächlich ein, wiederholen Sie die gleiche Übung mit dem linken Arm und anschließend mit den Beinen, dem Nacken und dem übrigen Körper. Das Auftreten von Schwere zeigt an, dass sich die Muskulatur entspannt hat.
- Bei dieser Autosuggestion kann man auch von einer Selbsthypnose sprechen.
- Die zweite Übung, die Wärmeübung, wird eingeleitet durch die Formel: »Der rechte Arm ist ganz warm, sehr angenehm warm.«
- Das Gefühl der Wärme ist auf die Erweiterung der Blutgefäßwände und damit dem Einstrom von mehr warmem Blut zurückzuführen. Wir aktivieren dadurch das vegetative Nervensystem, das die Gefäßspannung herabsetzt. Es tritt mit seinem weit verzweigten Nervengeflecht als Mittler von Impulsen zwischen Seele und Körper auf.
- Es folgen weitere Schritte im Autogenen Training. Am Ende können sie später auch eigene Vorgaben hinzufügen. Wichtig ist, dass diese Vorgaben kurz und auf Sie persönlich zugeschnitten sind.

Von Fibromyalgie Betroffene üben mit den Entspannungstechniken zusätzlich noch etwas sehr Wichtiges: die Hinwendung

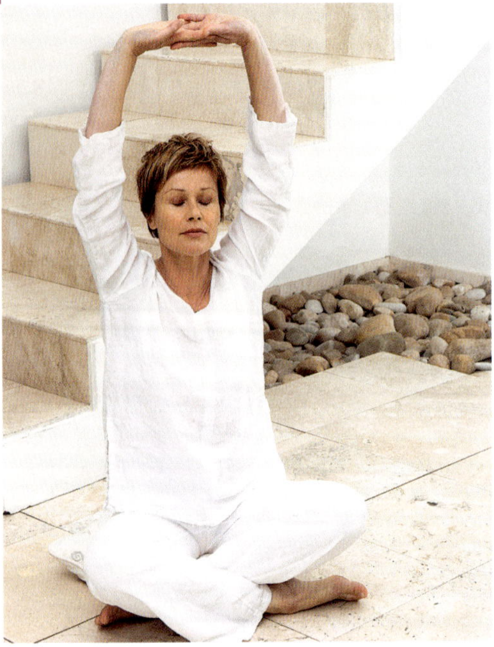

▲ Entspannung.

zu sich selbst und das Einfühlen in den eigenen Körper. Beim Autogenen Training versetzt man sich in seiner Vorstellung in das Organ, das beeinflusst werden soll. Die Autosuggestion (Selbstbeeinflussung) muss ohne Willensanstrengung erfolgen. Das ist so ähnlich wie beim Schlaf, der nicht eintritt, wenn man unbedingt einschlafen möchte.

Das Autogene Training kann am besten von einem Arzt, einem Psychologen oder einem entsprechend weitergebildeten Krankengymnasten erlernt werden. Viele Volkshochschulen, Gesundheitszentren und auch manche Krankenkassen bieten Kurse dazu an.

Die Progressive Muskelentspannung nach Edmund Jacobson wirkt auch bei manchen Patientinnen, die mit dem Autogenen Training nicht gut zurechtkommen. Es lohnt sich immer, noch ein anderes Verfahren zu probieren, wenn man mit einer Entspannungsmethode keinen Erfolg hatte. Durch längere isometrische Muskelanspannung, die sich mit Phasen der Entspannung abwechselt, wird bei der Progressiven Muskelentspannung die Konzentration nach innen gefördert.

Die Progressive Muskelentspannung nach Edmund Jacobson und die »Reise durch den Körper« können auch Patientinnen helfen, die mit dem Autogenen Training nicht so gut zurechtkommen.

Ein weiteres, imaginatives (bildhaftes) Entspannungsverfahren ist die »Reise durch den Körper«. Hier werden die Patientinnen angeleitet, in Gedanken durch den Körper zu wandern und sich dabei schrittweise in Muskelgruppen einzufühlen.

Die Reise beginnt in der Regel am Scheitel und führt über Hinterkopf und Nacken in die Arme. Der weitere Weg führt über den Rücken in die Beine und kehrt über Bauch- und Brustorgane zum Kopf zurück. Ein Vorteil ist, dass der Übungsablauf leicht zu behalten ist.

In der Imagination (Vorstellung) können Sie auch in Bildern und Gedanken eine Wanderung von der frisch sprudelnden

Quelle, entlang an Bach und Fluss bis hinab zum Meer machen. Oder Sie besteigen einen Berg und nehmen die verschiedenen Vegetationszonen wahr, spüren die zunehmende Klarheit der Luft, die angenehme, erfrischende Kühle am Kopf und genießen schließlich vom Gipfel den Ausblick auf das ganze Land.

Kampf dem Stress

Wer kennt nicht Stress in den verschiedensten Lebenslagen? Manche kommen ganz gut damit klar, andere leiden erheblich. In einem früheren Kapitel ging es darum, welcher Stress nützlich, vielleicht sogar lebensnotwendig ist und welcher Stress krank machend – in letzter Konsequenz sogar lebensbedrohend – ist.

▼ Stress durch Terminenge: das Flussdiagramm als Hilfe zur Problemlösung.

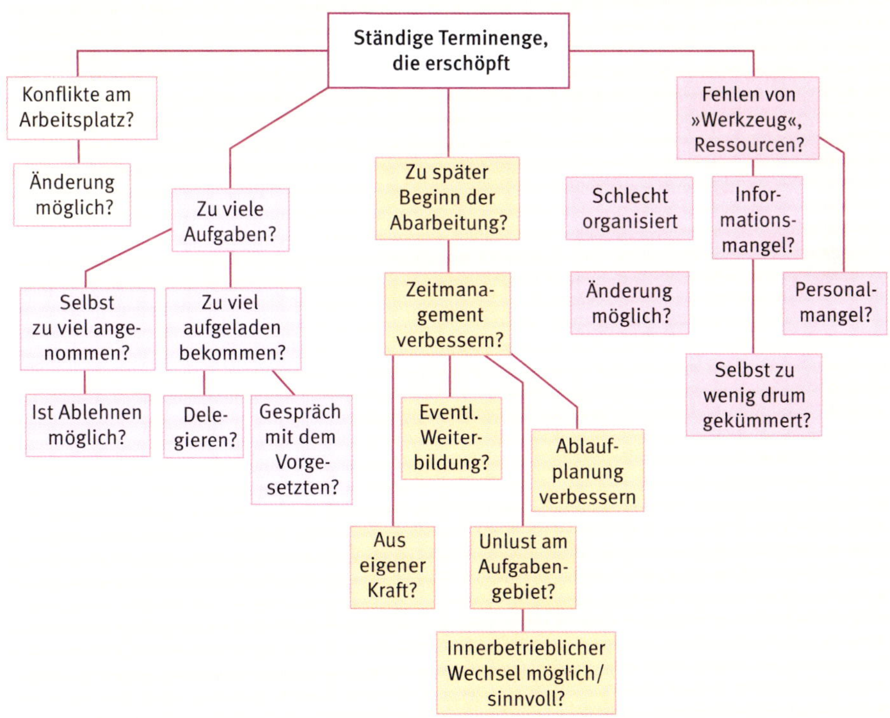

Die Amerikaner haben zur besseren Differenzierung das Begriffspaar »Eustress«–»Disstress« gebildet.

Eustress – der positive Stress. Sie verstehen unter der positiven Variante dem »Eustress« den Leistungsantrieb, der uns beflügelt, der weitere geistige und körperliche Reserven erschließt, z. B. bei einem Tennisturnier, bei einem Teil der Menschen auch in der Prüfungssituation.

Disstress – der negative Stress. Der »Disstress« dagegen hetzt und bedrückt uns, verdrängt gesundes Erholungsbedürfnis, hat in quälendem Lärm und in nicht einhaltbaren Terminen seinen Anteil und ist in der Regel häufig vorhanden oder sogar chronisch. Somit ist er auch ein krank machender Faktor, nicht nur im Rahmen der Fibromyalgie. Doch wir sind ihm nicht hilflos ausgeliefert.

Bei der »Diagnose« der Ursachen einer immer wiederkehrenden Stresssituation kann ein Flussdiagramm hilfreich sein, das Sie sich ähnlich wie an dem Beispiel Terminenge aufzeichnen können.

WICHTIG

Maßnahmen zur Stressbekämpfung und Stressreduzierung:

- Bewusstwerden von Lebensführung und Lebensziel
- Suche nach Harmonie zwischen Leistung und Gesundheit
- Klärung des persönlichen Verhältnisses zu Religion, Kultur und Natur
- Suche nach Entspannung einerseits durch Ruhe, andererseits durch Kommunikation
- Entwicklung persönlicher Lebensfreuden
- Stärkung von Selbstbewusstsein und Zutrauen zum eigenen Körper durch sportliche Betätigung

Kennen Sie das Wort »Nein«?

Für viele Fibromyalgie-Betroffene stellt das Wörtchen Nein häufig eine richtig schwierige Aufgabe dar. Das gilt sowohl im Umgang mit der Familie und Freunden wie auch im beruflichen Alltag. In Zeiten, in denen wir das fröhliche »Yes, we can« Obamas im Ohr haben, kommen sich viele Frauen als Verweigerer und unfreundliche Menschen vor, wenn sie auf unberechtigte, aber auch berechtigte Wünsche und Forderungen mit einer Absage reagieren.

Eigentlich ist es ja nur eine ehrliche Antwort, die man möglicherweise noch mit einer kurzen Erklärung oder knappen Begründung ergänzen kann. Vielen Menschen kommt dieses Nein sehr schnell und problemlos über die Lippen. Andere haben gleich ein schlechtes Gewissen, weil sie das Gefühl haben, ihre Mitmenschen nicht zu unterstützen. Es ist die Sorge, jemanden zu enttäuschen und zu verärgern und in der Folge vielleicht dauerhaft abgelehnt zu werden.

Beispielsweise bittet Sie Ihre Mutter am Telefon, doch schnell mal vorbeizukommen und sie zum Einkaufen zu fahren. Sie sind gerade in einem Gespräch mit einem Handwerker und haben danach eine Verabredung mit Ihrer Freundin. Sie wissen, dass Ihre Mutter auf eine Absage mit einem schnippischen »Dann muss ich mir wohl ein Taxi rufen« reagieren wird. Sie ändern Ihre Pläne mit dem schalen Gefühl, Ihre eigenen Wünsche wieder einmal zugunsten anderer aufgegeben zu haben. Ihr einziger Trost mag sein, sich als hilfsbereite, unentbehrliche Tochter gezeigt zu haben. Dabei fahren Sie Ihre Mutter gern überall hin, nur muss der Zeitpunkt passen und vorher vereinbart worden sein.

In aller Regel führt die Vermeidung eines berechtigten Neins zu einem erheblichen Leidensdruck und der Verfestigung einer hilflosen Position. Diese kann schnell in Ausbeutung münden. Hilfsbereitschaft ist eine gute Eigenschaft. Wer sich aber immer wieder ausnutzen lässt, muss ohne Verwirklichung der eigenen Möglichkeiten und Wünsche leben.

Das erste Nein fällt immer am schwersten. Ihre Mitmenschen werden erstaunt und vielleicht auch verärgert sein; Sie hatten doch sonst immer klaglos allem und allen zugestimmt. Ihre Umgebung wird sich aber schnell daran gewöhnen, dass Sie nicht mehr wie früher immer und jederzeit Wünsche und Forderungen erfüllen können.

Manchmal ist es hilfreich, wenn Sie sich vor der Antwort eine Bedenkzeit nehmen. Das hat zwei hilfreiche Aspekte: Zum einen haben Sie Zeit, anstelle eines unüberlegten Ja abzuwägen, ob Sie den Wunsch annehmen können und wollen, sowie sich gegebenenfalls auch eine Begründung auszudenken. Zum anderen stellt sich Ihr Gegenüber schon mal darauf ein, dass die Antwort Ja *oder* Nein lauten kann.

Eine Entscheidung *für* ist auch immer eine Entscheidung *gegen* jemanden oder etwas; umgekehrt ist eine Entscheidung *gegen* immer auch eine Entscheidung *für* jemanden oder etwas – einschließlich Ihrer eigenen Person!

Wie entsteht Gesundheit?

Wir sind alle gewohnt zu fragen, woher eine Krankheit kommen könnte, was sie auslöst, wie sie entsteht und wie wir sie dann behandeln müssen. Haben wir schon mal andersherum gefragt, wie Gesundheit entsteht, was den Menschen gesund erhält, warum der eine Mensch erkrankt und der andere nicht?

Der Frage, wie Gesundheit entsteht und wie sie erhalten werden kann, hat sich der Gesundheitsforscher Aaron Antonovsky intensiv gewidmet und Interessantes dabei herausgefunden. Antonovsky geht davon aus, dass Menschen, die in der frühen Kindheit ein Grundvertrauen und ein gutes Identitätsgefühl erworben haben, ihr Leben lang gegen Krankheiten widerstandsfähiger sind.

Es ist die Sicherheit, die schon den kleinen Helden in Geschichten und Märchen, von Pippi Langstrumpf über Momo bis zu Pu dem Bären, die Kraft gibt, ihre Abenteuer erfolgreich zu bestehen.

Dieses Selbstvertrauen im wahrsten Sinne des Wortes wird von Antonovsky Kohärenzgefühl genannt. Darunter versteht er schöpferische Kräfte, Freundschaft, Liebe, Fantasie und Motivation, die uns vor krank machendem Stress schützen und zu kraftvoller, befriedigender Leistung befähigen. Das Kohärenzgefühl wiederum basiert darauf, dass

- wir die Welt um uns verstehen und in gewissem Maß auch beeinflussen können,
- wir nicht hilflos sind, sondern auf innere und äußere Hilfsquellen und unterstützende Menschen zurückgreifen können, und schließlich darauf,
- dass wir das Gefühl haben, ein sinnvolles Leben zu führen.

Vielleicht ist es hilfreich, sich darauf zu besinnen, wie es bei einem selbst mit diesen Voraussetzungen bestellt ist, und darauf, was wir eventuell ändern oder noch ausbauen können – im Interesse unserer Gesundheit.

Zur Gesundheit gehören auch Genuss, Freude, Selbstverwirklichung und Hobbys.

- Welche Tätigkeiten machen Ihnen Freude?
- Was haben sie schon gemacht, worauf Sie zurückgreifen möchten?
- Waren Sie kreativ tätig, haben gemalt, fotografiert, gebastelt, Handarbeiten gemacht, mit Ton gearbeitet?
- Vielleicht können Sie auf alte gute Erfahrungen aufbauen?

Vor zwei Jahren habe ich gemeinsam mit einer Bildhauerin ein Wochenende für Fibromyalgie-Betroffene organisiert. Die Anmeldungen kamen äußerst zögerlich. Wir hatten ausgemacht, dass jede Teilnehmerin jederzeit pausieren oder auch aufhören kann.

Alle blieben bis zum Schluss. Zum großen Erstaunen kamen von allen Teilnehmerinnen – und keine hatte je auf einen Stein geklopft – sehr schöne Ergebnisse. Alle hatten am nächsten Tag Muskelschmerzen, aber die hatten sie sonst auch. Aber sie waren um eine sehr schöne und kostbare Erfahrung reicher.

Bewegung tut not

Die meisten Fibromyalgie-Betroffenen geben an, dass sich ihre Beschwerden bei Bewegung im Gegensatz zu längerem Stehen, Sitzen und Liegen bessern. Auf der anderen Seite fühlen sie sich bei der Krankengymnastik häufig überfordert und berichten, dass die Schmerzen danach für einige Zeit zunehmen, teilweise sogar so stark werden, dass sie das Übungsprogramm abbrechen müssen.

Dass die Leistungsfähigkeit und die muskuläre Belastbarkeit bei Fibromyalgie vermindert sind, wurde in mehreren Studien nachgewiesen. Ob dieser Zustand durch die Krankheit selbst oder durch fehlende Übung und fehlendes Training verursacht ist, lässt sich bis heute nicht eindeutig sagen, obwohl sehr viel auf verminderte Fitness hinweist.

Eine weitere Untersuchung verglich den Zuwachs an Kraft und Leistung von Fibromyalgie-Patientinnen mit den entsprechenden Werten einer gesunden Kontrollgruppe und stellte fest, dass der Kraft- und noch mehr der Leistungszuwachs bei den Erkrankten deutlich geringer war als bei den Gesunden. Auf Dauer – so zeigten die Untersuchungen – hatten jedoch trainierte Patientinnen eindeutig geringere Beschwerden als untrainierte.

Das Hauptproblem zu Beginn einer Krankengymnastik oder Bewegungstherapie sind Schmerzen, die von der untrainierten und verspannten Muskulatur ausgehen. Um dieses Therapiehindernis zu umgehen, muss jede Form von Gymnastik sehr langsam, sehr vorsichtig und sehr indivi-

WICHTIG

Tipps für den Beginn eines Bewegungstrainings

Wenn Sie mit Bewegungstraining neu beginnen wollen, befolgen sie bitte folgende Ratschläge:

- Beachten Sie Ihre persönliche Leistungsfähigkeit (zusätzliche Erkrankungen, Alter, Training).
- Halten Sie die Reihenfolge der Trainingsbausteine ein (Aufwärmphase, Belastungsphase, Entspannungs- und Abkühlphase).
- Gestalten Sie Trainingsphasen lieber kürzer, und üben Sie dafür häufiger.
- Lassen Sie die Belastung langsam, aber zunehmend ansteigen (am besten mit Plan).
- Halten Sie ab und zu inne, versuchen Sie, Ihren Körper zu spüren (das ist meist mit positiven, wärmenden Gefühlen verbunden).
- Suchen Sie Spaß und Freude in der Bewegung (es soll kein langweiliger Drill sein).
- Hören Sie bei der Gymnastik flotte Musik, singen und tanzen Sie.

duell angegangen werden. Machen Sie die Hälfte von dem, was Sie sich zutrauen.

Außerdem soll die Therapie gezielt an der Symptomatik ansetzen: Eine verkürzte Muskulatur muss durch Dehnungsübungen (Stretching) verlängert, unterentwickelte Muskulatur gekräftigt werden; und bei Bewegungseinschränkungen ist eine Mobilisierung erforderlich.

Bewegung und Bewegungstherapie sind zudem wichtig zur Kreislaufanregung und zur Steigerung der Kondition. Je nach Krankheitsverlauf können auch Übungen zur Atemregulierung sowie spezielle Übungen zur Haltungskorrektur und Muskelkräftigung hilfreich sein.

Ein weiterer günstiger Effekt der Bewegungstherapie ist das Erlernen und Verbessern der Körperwahrnehmung. Bei Dehnübungen kann ein gleichmäßiges Ziehen, später auch nachströmende Wärme zu spüren sein.

Brigitte L.

» Wo tut's weh?

Massagen, Gymnastik, Schwimmen und Akupunktur sind die Mittel meiner Wahl, wenn es darum geht, dass ich mich besser fühle. So besuche ich einmal wöchentlich die Krankengymnastik bei einer Physiotherapeutin; zusätzlich mache ich jeden Morgen bei mir zu Hause eine Viertelstunde lang gymnastische Übungen, die meine Muskulatur entspannen. An Geräten übe ich dagegen weniger, da ich davon häufig Muskelschmerzen bekomme.
Auch ein bis zwei Mal Nordic Walking in der Woche ist angenehm; das Joggen habe ich wegen der Schmerzen in den Oberschenkeln und in den Knien abgesetzt. Sehr entspannend wirken bei mir sanfte Massagen, die ich wie Streicheleinheiten für meinen Körper empfinde. Zwei Mal in der Woche gehe ich für eine halbe Stunde schwimmen; daran schließt sich Wassergymnastik an. Möchte ich mir etwas ganz Besonderes gönnen, besuche ich meinen Orthopäden und lasse mich von ihm akupunktieren. Das hilft mir mehr als alle Medikamente.
Ich bin mir sicher, dass mir die täglichen Übungen und Anwendungen helfen, den Schmerzen und der Steifigkeit erfolgreich zu begegnen. Doch jeder muss für sich selbst herausfinden, was ihm guttut und was nicht. Eine allgemein verbindliche Richtlinie gibt es da wohl nicht!«

Fehlhaltungen sind vermeidbar

Das Bewegungssystem oder auch allein die Wirbelsäule wird oft mit einem Schiffsmast verglichen. Den Mastbaum stellt das Skelett dar, die Seile entsprechen den Bändern und Sehnen. Die Schiffsleute, die die Seile spannen, sind mit der Muskulatur gleichzusetzen. Sind die Seile am Mast zu kurz oder die Kräfte der an den Seilen Ziehenden zu gering, verändert der Mast seine Lage oder fällt sogar um. An den Bewegungsorganen bezeichnet man dieses Ungleichgewicht als Dysbalance. Sie kann eintreten, wenn z. B. Muskelverkürzungen vorliegen, ein Muskel sehr schwach oder durch Verspannungen in seiner Beweglichkeit gehemmt ist.

Werden bei der Fibromyalgie durch Fehlhaltung bedingte Rückenbeschwerden festgestellt, ist das Erlernen der Rückenschul-Prinzipien sinnvoll. Die sogenannte Rückenschule ist – wenn sie orthopädischen und rheumatologischen Qualitätsnormen entspricht – ein intensives Programm. Den Teilnehmern werden vom Arzt, Krankengymnasten und Psychologen

- der Aufbau der Wirbelsäule,
- die Ursache der verschiedenen Beschwerden sowie
- die rückenschonende Haltung und Bewegung bei Alltagsanforderungen erklärt (z. B., wie man einen schweren Gegenstand aufhebt und trägt).

Zu dem Programm gehören auch rückenspezifische Gymnastikübungen sowie der Umgang mit Rückenschmerzen.

Wassergymnastik gibt Auftrieb

Hervorragend ist das Üben in temperiertem Wasser, weil es einerseits die Beine und die Wirbelsäule vom Körpergewicht entlastet, andererseits aufgrund des hohen Wasserwiderstands gute Muskeltrainingseffekte erzielen lässt. Das ist auch der Grund dafür, dass sogar Marathonläufer immer mehr einen Teil ihres Übungsprogramms im Wasser absolvieren.

Die Trainingsform Aquajogging wird Woche für Woche von vielen Menschen mit Beschwerden am Bewegungssystem angewendet. Man unterscheidet dabei

- das Joggen im brust- bzw. hüfttiefen Wasser
- vom Joggen im tiefen Wasser, bei dem man keinen Bodenkontakt hat und einen Auftriebsgürtel benutzt.

Bei der zweiten Variante werden zusätzlich die Bauchmuskeln gekräftigt, und das Gleichgewicht wird trainiert. Es gibt zahlreiche Varianten mit unterschiedlichen Hilfsmitteln in Form von Bällen, »Schwimmnudeln«, Tellern und Brettern, die es auch dem Anfänger leicht machen, Spaß zu haben und gleichzeitig etwas für die Gesundheit zu tun.

Heilbäder lindern Schmerzen

Neben der Gymnastik im Wasser im weitesten Sinn gibt es natürlich noch spezielle Heilquellen, die der Balneologie, der Bäderheilkunde, zugeordnet werden. Dazu gehören die Thermalbäder, die schon warm aus der Erde kommen und seit Jahrhunderten Beschwerden der Menschen lindern. Man unterscheidet Mineralbäder mit solehaltigem Wasser oder besonderem Schwefel-, Kohlendioxid-, Eisen-, Jod- und Fluoridgehalt. Radioaktivität kommt bei Radonquellen zur Wirkung.

Tipp

Heilbäder üben durch die Überwärmung, aber auch durch ihre Inhaltsstoffe, z. B. Schwefelwasserstoff und Kohlendioxid, eine schmerzlindernde Wirkung auf die Muskulatur aus: Sie erweitern die Gefäße und entspannen dadurch die Muskulatur.

Der Effekt der Heilquellen entsteht sicher zum einen durch die Überwärmung, zum anderen aber auch durch die Wirkung der Inhaltsstoffe, z. B. Schwefelwasserstoff und Kohlendioxid. Diese erweitern die Gefäße und entspannen dadurch die Muskeln. Schwefelbäder können aber auch direkt Schmerzen lindern, wie in Bad Nenndorf vor einigen Jahren erstmals in einer wissenschaftlichen Studie nachgewiesen werden konnte.

Ein leichtes Bewegungs- und Konditionstraining kann mit einem halbstündigen Spaziergang pro Tag und ein- bis zweimal wöchentlichem Schwimmen in warmem Wasser beginnen. Weiterhin lassen sich Dehnungsübungen, insbesondere für den Nacken, die Schultern und die Lendenwirbelsäulenregion, in den Tagesablauf einbauen. Auch diese Übungen werden langsam und mit weichen Bewegungsabläufen begonnen werden.

Koordination und Gleichgewicht

Patientinnen mit Fibromyalgie haben aufgrund verminderter Muskelkraft und schmerzbedingt oft eine gestörte Balance, ein gestörtes Gleichgewicht und Koordinierungsschwierigkeiten im vordergründigen, aber auch im übertragenen Sinn. Das Gleichgewicht ist wichtig, damit Sie sich aufrecht halten, damit Sie gehen können. Nur wenn die zahlreichen Muskeln und ihre Gegenspieler im Gleichgewicht sind, können Überlastung und Verspannung vermieden werden.

Wenn Sie das Gleichgewicht verlieren, kommen Sie in Gefahr zu stürzen. Das ist besonders risikoreich, wenn gleichzeitig eine Osteoporose besteht. Wer das Gleichgewicht nicht halten kann, für den gerät der gesamte Alltag in Schieflage. Wer nicht auf einem Bein stehen kann, für den beginnt das Problem schon vor dem Laufen. Sie haben dann Mühe, sich die Füße abzutrocknen oder in die Hose und in die Strümpfe zu kommen.

Sie können das Gleichgewicht und die Koordination auf einfache Weise selbst trainieren, indem Sie laufen und sich bewegen. Jeder Sport schult und stärkt unsere Balance. Aber bitte kein Gleichgewichtstraining beim Putzen auf Leitern oder Fensterbänken!

Muskelkraft ist eine der Grundvoraussetzungen, um das Gleichgewicht halten zu können. Bei großen Gleichgewichtsproblemen können Sie erst mal mit einem Sitzball üben. Versuchen Sie auch, auf

WICHTIG

Sinnvolle Bewegungs- und Sportmöglichkeiten bei Fibromyalgie

- Bewegungstherapie mit Dehnübungen
- Funktionstraining
- Rückenschule
- Medizinische Trainingstherapie (MTT)
- Wassergymnastik, Aquajogging
- Schwimmen
- Spazierengehen, Wandern
- Walking, Nordic Walking, (eventuell) Joggen
- Fahrradfahren (Lenker sollte variable Griffhaltungen zulassen)
- Tanzen
- Feldenkrais
- Qigong, Shiatsu

einer gedachten Linie wie ein Seiltänzer Fuß vor Fuß zu gehen. Üben Sie, auf einem Bein zu stehen. Wenn Sie unsicher sind, stellen Sie sich ans Bett oder halten Sie sich anfangs am Geländer, an einem Schrank oder Ähnlichem fest.

Tipp

Jede Form von Sport sowie das Training der Muskelkraft schult und stärkt unsere Fähigkeit, das Gleichgewicht zu halten. Die körperliche Balance stärkt auch das seelische Gleichgewicht.

Es gibt auch ganz flache halbkugelige Scheiben und Balancebretter, die wie kleine Wippen aufgebaut sind. Auf ihnen kann man wunderbar Gleichgewichtsübungen machen. Hierbei werden auch die Muskeln sehr gut trainiert.

Besprechen Sie dies aber bei Unsicherheit lieber zuerst mit Ihrer Krankengymnastin und lassen Sie sich dort auch weitere Übungen zeigen. Auch Ballspiele mit leichten Übungsbällen sind in diesem Zusammenhang hilfreich. Sie stärken Fitness, Körpergefühl und Balance.

Fitness für die Seele

Bewegung hat jedoch nicht nur auf die körperliche Gesundheit, sondern auch auf die Seele positiven Einfluss. Eine Radfahrt oder eine Wanderung bringen neue und meist positive Gedanken. Schon im Altertum wussten die Menschen, dass sich im Gehen Fragen und Probleme sehr gut bedenken lassen.

Sportliche Betätigung schafft Selbstvertrauen. Das gilt auch für medizinische Trainingstherapie an Geräten. Voraussetzung sind eine gute Einweisung durch einen Therapeuten und die Möglichkeit zu einer sehr feinen Gewichtseinstellung, die bei Geräten in einem reinen Fitness-Studio nicht immer gegeben ist. Auch hier gilt, dass Sie vorsichtig beginnen sollten und die Anzahl der Geräte, die Durchgänge, Schwierigkeitsgrade und die Gewichtseinstellung nur sehr langsam, vielleicht langsamer, als Sie es sich zutrauen, steigern dürfen.

Kalt oder warm?

Manche Betroffene wird schon bei der Frage schaudern. Bis vor 15 Jahren ist die Medizin auch davon ausgegangen, dass chronische weichteilrheumatische Erkrankungen nur mit Wärmemaßnahmen behandelt werden dürfen. Neue Untersuchungen zeigen aber, dass intensive Kältetherapie, wie sie in Kältekammern durchgeführt wird, bei einem Teil der Betroffenen eine zeitlich begrenzte Schmerzlinderung und eine Besserung der Schlafqualität und des Allgemeinbefindens bewirkt. Dieser positive Effekt war teilweise noch einen Monat nach der vierwöchigen Anwendung festzustellen.

Kältetherapie

Die Anwendung von Kälte bei rheumatischen Leiden wurde schon in der Antike von dem griechischen Arzt Hippokrates empfohlen. Sein Therapieansatz verschwand dann jedoch bald für fast 2000 Jahre in der Versenkung. Nach der erfolgreichen Anwendung in Japan bei entzündlichem Rheuma kamen die ersten Kältekammern vor über zwei Jahrzehnten nach Deutschland, konnten sich aber wegen der hohen Betriebskosten nicht durchsetzen.

Erst neue Techniken, bei denen die Kammern wie überdimensionierte Kühlschränke arbeiten, verhalfen ihnen in den letzten Jahren zu größerer Verbreitung und wurden auch bei akuten Rückenschmerzen und Fibromyalgie angewendet.

Die Temperatur in den Kältekammern liegt zwischen minus 60 ° und minus 110 °C. Während feuchte Kälte und niedrige Kältegrade als unangenehm emp-

WISSEN

Wie ist die Wirkung der Kälte zu erklären?

- Durch die mächtige Kälteeinwirkung werden Nerven blockiert, die die Muskelverspannung unterhalten, sodass es zu einer Muskelentspannung kommt.
- Zudem nehmen die Durchblutung und die Stoffwechselaktivität der Muskulatur und der tiefen Hautschichten deutlich zu.
- In den Hautästen schmerzleitender Nerven nimmt unter dem Einfluss von Kälte die Leitfähigkeit ab – und damit auch die Intensität der weitergegebenen Schmerzen. Zusätzlich wird durch die Kälte auch die Neigung zu Ödemen verringert.
- Sehr sinnvoll ist es, im Anschluss an eine Kältetherapie Bewegungsübungen zu machen, da die aktuelle Schmerzempfindlichkeit aufgrund der zuvor genannten Einflüsse deutlich geringer ist.

funden werden, entsteht bei der therapeutisch angewandten trockenen Kälte nur selten ein unangenehmes Gefühl. Sie kann für einen Zeitraum von bis zu drei Minuten (ein- oder zweimal täglich) gut vertragen werden. Die Behandelte ist nur mit Schuhen, Badeanzug und Mundschutz bekleidet und während der Anwendung immer in Bewegung.

Wenn einzelne Körperstellen stark schmerzen, z. B. die Schulter, kann hier bei erprobter Verträglichkeit eine örtliche Kältetherapie selbstständig angewendet werden. Als Kältemedium dienen

- tiefgekühlte Kältepackungen (in Apotheken erhältlich), deren Form sich dem Körper gut anpasst, oder
- Eiswürfel mit etwas Wasser in einer Plastiktüte.

Zwischen Kühlbeutel und Haut muss ein dünnes, trockenes Tuch gelegt werden, da es sonst zu Hauterfrierungen kommen kann. Eine örtliche Kältetherapie kann auch durch Kaltluftgeräte erfolgen, bei denen über einen Schlauch die unterkühlte Luft an die schmerzhaften Partien geblasen wird.

Wärmetherapie

Die nachgewiesenen, zum Teil aber auch vermuteten Wirkmechanismen der Wärmeanwendung sind denen der Kältetherapie sehr ähnlich. Sie beruhen auf einer verstärkten Durchblutung der Haut und der Muskulatur mit vermehrter Sauerstoff- und Energiezufuhr und einem gesteigerten Abstrom von Stoffwechselprodukten und schmerzauslösenden Substanzen.

Zudem kommt es durch Wärmeanwendungen ebenfalls zu einer Blockierung der Schmerzleitung und von Reflexbögen, die die Muskelverspannung unterhalten. Möglicherweise werden auch schmerzauslösende Substanzen direkt deaktiviert. Zu den gewünschten Folgen der Wärmebehandlung gehören das Nachlassen des erhöhten Muskeltonus, eine Schmerzlinderung sowie oft auch eine Verbesserung der Schlafqualität.

▼ Ein Besuch im Thermalbad samt Moorpackung kann für Linderung der Schmerzen und eine Verbesserung der Schlafqualität sorgen.

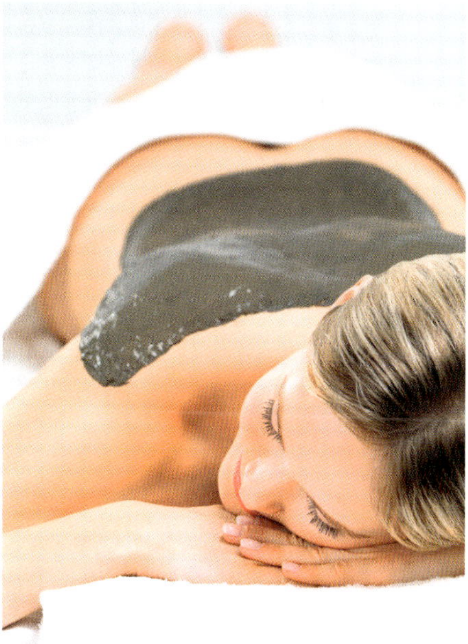

WICHTIG

Die vielfältigen Anwendungsformen der Wärmetherapie

- Peloide, natürliche Stoffe mit hohem Wärmebindungsvermögen. Sie sind durch geologische oder biologische Prozesse entstanden (Moor, Heilschlamm, Fango, Lehm). Diese Packungen oder Bäder haben zusätzlich eine chemische Wirkung, z. B. beim Moor durch die Huminsäuren. Hierdurch wird die Durchlässigkeit der Haut gesteigert und der Gewebestoffwechsel stimuliert. Peloide werden nur einmal angewandt. Packungen, die zum mehrmaligen Gebrauch in Kunststoff eingeschweißt sind, können keine Wirkstoffe abgeben!
- Mineralbäder, z. B. Sole- und Schwefelbäder. Der bei Schwefelbädern wirksame physikalisch gelöste Schwefelwasserstoff beeinflusst die Wärmerezeptoren der Haut. Die Kälteempfindlichkeit wird herabgesetzt, die Wärmeempfindung gesteigert. Untersuchungen der Medizinischen Hochschule Hannover (MHH) konnten vor Kurzem die gute Wirkung auf Schmerzen und Temperaturempfindlichkeit für die Schwefelquellen in Bad Nenndorf nachweisen. Über die immunaktiven Zellen der Haut erfolgt eine Stimulierung des gesamten Immunsystems.
- Thermalbäder kommen schon erwärmt aus der Erde und sagen allein für sich noch nichts über den Mineralgehalt und die Mineralart.
- Sauna, Wärmekabine.
- Hochfrequente Elektrotherapie.
- Infrarotlicht.
- Einfach zu handhabende Wärmequellen wie Wärmflasche, Körnerkissen, Heizkissen, ein heißes Bad in der Badewanne.
- Wärmepflaster, Wärme erzeugende Salben.

Wärme können Sie als Ganzkörpertherapie, aber auch örtlich anwenden. Zahlreiche Wärmemedien, die im Rahmen der Behandlung eingesetzt werden, haben über die reine Wärmeabgabe hinaus zusätzliche Effekte.

Wenn Ihnen unklar ist, ob Sie Kälte oder Wärme besser vertragen, probieren Sie es aus. Was Ihnen guttut und die Schmerzen lindert, ist auch die richtige Therapie.

Andere physikalische Therapien

Aus dem breiten Spektrum der Elektrotherapie soll kurz das niederfrequente TENS-Gerät erwähnt werden, da es häufig im Rahmen einer Schmerztherapie zum Einsatz kommt. Die Wirkungsweise dieses Geräts basiert auf der Gate-Control-Theorie. Durch Überstimulation der Schmerzrezeptoren wird die Schmerzleitung vermindert. Das bedeutet, dass der Schmerzreiz durch einen zweiten Nervenimpuls bekämpft und dadurch nicht mehr so stark empfunden wird. Bei der praktischen Anwendung werden zwei Klebeelektroden an der Stelle des maximalen Schmerzempfindens befestigt. Die Stromversorgung des kleinen Geräts erfolgt durch Batterien.

Rückenmassagen (klassische Massagen) werden von vielen, aber nicht allen Betroffenen als hilfreich empfunden. Wichtig ist, dass die Behandlung nicht schmerzhaft sein darf.

Massage kann auch als Partnermassage erfolgen. Sie ist nicht nur für den Körper von Nutzen, sie tut zudem der Seele Gutes und auch der nicht selten aufgrund der chronischen Erkrankung stark strapazierten Zweierbeziehung. Über den Hautkontakt wird die wortlose Kommunikation zwischen zwei Körpern angeregt und führt zu Entspannung und Wohlbehagen.

Es kann lohnend sein, sich im Buchhandel eine Anleitung zur Partnermassage zu beschaffen.

Denken Sie bei der Massage bitte an eine feste Unterlage, z. B. eine harte Matratze am Boden, eine entsprechend warme Zimmertemperatur und ein erwärmtes Massageöl.

Ein Wort noch zu Operationen, die bis heute keine gesicherte Therapie der Fibromyalgie darstellen. Im Gegenteil, Betroffene sollten sich jede Operation gemeinsam mit ihrem Arzt doppelt überlegen. Auch heute noch werden die Betroffenen häufiger operiert als der Bevölkerungsdurchschnitt. Bezüglich ihrer Erkrankung profitieren jedoch die wenigsten davon.

▼ Eine Massage tut Körper und Seele gut.

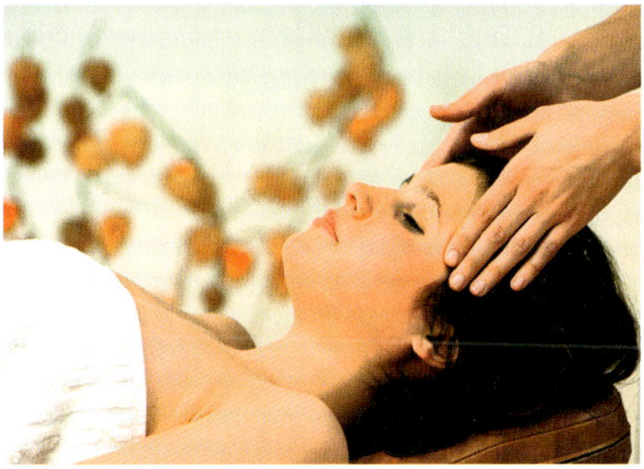

Weitere Behandlungsformen

Hier finden Sie weitere Therapieformen, die Ihnen helfen können, mit den Schmerzen zurechtzukommen. Schauen Sie selbst, welche Therapie Sie anspricht, und probieren Sie aus, ob diese für Sie infrage kommt.

Lichttherapie

Licht dient uns nicht nur zum besseren Sehen am Abend beim Lesen und Arbeiten, sondern hat weitere, möglicherweise noch wichtigere Funktionen. Vergleicht man die unterschiedlichen Lichtdosierungen in Europa, hat man vielleicht den Schlüssel zu der Frage, warum die Südländer in der Regel lebensfroher, positiver und lockerer sind als die Menschen im Norden.

Auf Licht sprechen sehr viele Regelsysteme im Körper an, die nicht nur für den Tag-Nacht-Rhythmus, sondern auch für die Ausschüttung zahlreicher Hormone notwendig sind. Licht und Sonne bilden in unserer Haut Vitamin D und sorgen – vor allem im Winter – für einen gewissen Schutz gegen depressive Stimmungen. Gönnen Sie sich also gerade in der dunklen Jahreszeit etwas mehr Licht und vielleicht auch ein künstliches Sonnenbad. Wenn Sie Medikamente nehmen oder eine sehr empfindliche Haut haben, sprechen Sie besser vorher mit Ihrem Hausarzt.

Akupunktur

Akupunktur (aus dem Lateinischen: *acus* = Nadel, *punctio* = das Stechen) kommt aus der traditionellen chinesischen Medizin (TCM). Zu ihr gehören weitere Verfahren wie

- die traditionelle Moxa-Therapie, auch Moxibustion, eine Wärmeanwendung an Akupunkturpunkten durch Verbrennen von Kräutern, und
- die Heilkräutertherapie.

Die Körperakupunktur hat sich in China in vorchristlicher Zeit über mehr als tausend Jahre entwickelt. Die auf den Meridianen liegenden Akupunkturpunkte werden zur Diagnose und zur Therapie verwendet.

Die Akupunktur basiert auf der Theorie, zur Heilung von Krankheiten müsse man ein Ungleichgewicht zwischen Yin (dem Weiblichen) und Yang (dem Männlichen),

▶ **Bei der traditionellen Moxa-Therapie werden bestimmte Akupunkturpunkte durch das Verbrennen von Heilkräutern erwärmt.**

zwischen Kälte und Hitze, zwischen Mangel und Überfluss wieder harmonisieren. Dazu wird an den Punkten Energie (Qi) zugeführt oder abgezogen. Die Ohrakupunktur ist nicht in China, sondern in Europa entwickelt worden. Speziell mit der Ohrakupunktur werden auch das Allgemeinbefinden und seelische Störungen beeinflusst.

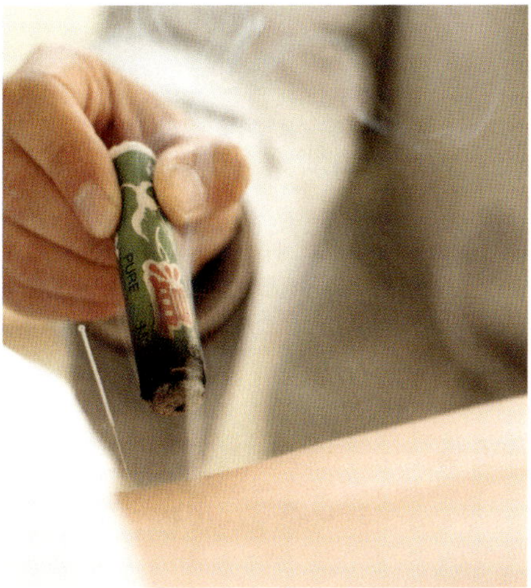

War die Akupunktur in den letzten Jahrzehnten häufig eine Glaubensangelegenheit oder wurde kritisch hinterfragt, haben inzwischen zahlreiche Studien ihre generelle Wirksamkeit bewiesen. Andererseits profitieren nicht alle Betroffenen von dieser Therapiemöglichkeit.

Akupressur

Auch die Akupressur greift auf Akupunkturpunkte zurück, die bei dieser Methode in Form einer gezielten Massage zirka drei Minuten stimuliert werden.

Für die Selbstbehandlung liegt ein wichtiger Punkt neben der Falte zwischen Daumen und Zeigefinger. Wird der Daumen seitlich an den Zeigefinger gezogen, wölbt sich Richtung Zeigefinger neben dem Daumengrundglied ein Muskelhügel, auf dessen höchster Stelle der Punkt Di 4 (Dickdarmmeridian) liegt. Wird diese Stelle mit dem Daumen massierend gedrückt, können Schmerzen im gleichseitigen Ellbogen-, Schulter- sowie Nacken- und Hinterkopfbereich günstig beeinflusst werden.

▶ **Die Akupressur greift auf Akupunkturpunkte zurück, die durch Massage zirka drei Minuten stimuliert werden.**

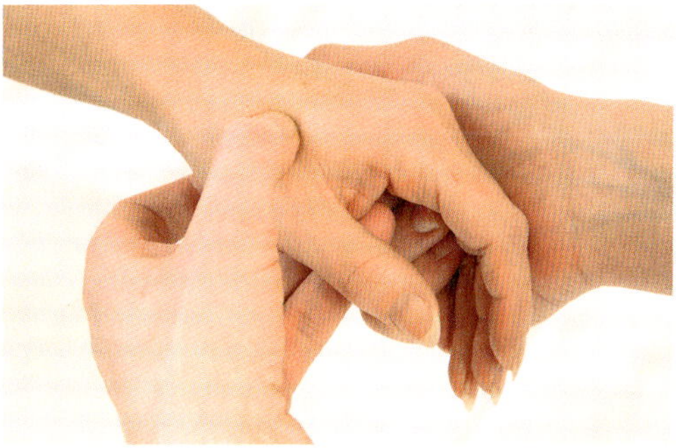

Reflexzonenmassage

In Asien wird die Reflexzonenmassage seit vielen Jahrhunderten als Therapie durchgeführt, seit einigen Jahrzehnten auch bei uns. Das Wirkprinzip geht davon aus, dass jedes Organ an einem oder beiden Füßen einen Bezugspunkt hat. Über das vegetative Nervensystem und bioenergetische Ströme kann durch Massage einer bestimmten Stelle am Fuß das entsprechende Organ positiv beeinflusst werden. Ein großer Vorzug dieser Methode ist, dass sie sich zur Eigenbehandlung eignet.

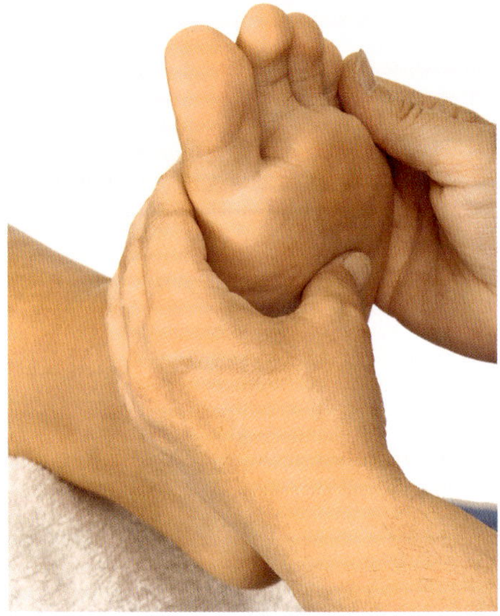

▶ **Die Reflexzonenmassage eignet sich zur Selbstbehandlung und ist recht schnell zu erlernen.**

Atmung und Gesang

Atemübungen sind bei vielen Erkrankungen hilfreich, nicht zuletzt, weil sie rhythmisieren helfen. Seit Langem helfen sich viele Menschen mit Atemtechnik gegen Schmerzen, sie atmen den Schmerz weg und lindern ihn dadurch.

Probieren Sie es einfach aus, stellen Sie sich auf den Balkon, auf eine Wiese, an einen Fluss, ans Meer oder einfach vor ein Bild, das Ihnen gefällt. Stellen Sie sich locker mit hängenden Armen auf. Atmen Sie langsam ein und heben dabei die Arme über den Kopf. Beim Ausatmen lassen Sie die Arme langsam wieder nach unten sinken und wiederholen das Ganze fünf Mal.

Jetzt legen Sie die Hände flach auf das Zwerchfell, die Kleinfinger kommen dabei knapp oberhalb des Nabels zu liegen. Atmen Sie ganz entspannt ein und aus und spüren den Atembewegungen nach. Lassen Sie, wenn Sie ein Rhythmusgefühl spüren, den Atem bewusst zwischen den Lippen hinausfließen. Lenken Sie Ihr Bewusstsein auf das Lösen und Abatmen von Spannung und Schmerzen und führen diese Übung für einige Minuten durch.

Sollte es beim ersten Mal nicht klappen, probieren Sie es einige Tage lang aus. In 90 Prozent werden Sie dabei Erfolg haben.

Den Atemübungen nahe verwandt ist der Gesang. Alle Betroffenen, die eigene Erfahrungen gemacht haben, möchten ihren Chorabend um keinen Preis missen. Sie haben das Gefühl, in der Gemeinschaft aufzugehen und trotzdem im Mittelpunkt zu stehen. Sie sind gefangen vom gemeinsamen Gesang, dem Rhythmus, der sie trägt. Die Erkrankung wird in dieser Zeit zur Nebensache, wird verdrängt, meldet sich danach natürlich schon wieder.

Sie laden ihre »Batterien« auf, holen sich Lebensmut. Der Rhythmus muss etwas damit zu tun haben. Der Rhythmus des Tagesablaufs, aber auch des Lebens, der bei der Erkrankung so häufig verloren ging. In einer großen Untersuchung aus Großbritannien berichten 90 Prozent der Chorsänger von einem intensiven Glücksgefühl beim Singen, 80 Prozent fühlen sich weniger gestresst, 87 Prozent profitieren auch in sozialer Hinsicht, 58 Prozent fühlen sich körperlich besser. Eine weitere Untersuchung fand erhöhte Serotonin-, Oxytocin- und Endorphinwerte. Also ein richtiger Glückscocktail!

Vielleicht beginnen Sie einfach in der Dusche. Am entspannendsten sollen die Vokaltöne sein, also »aaaa«, »oooo«, »eeee« und so weiter (www.healingsongs.de).

Psychologische Hilfen

Viele Fibromyalgie-Betroffene benötigen im Laufe ihres Lebens emotionale Hilfe. Diese kann aus dem privaten Umfeld oder von professioneller Seite kommen. Scheuen Sie sich nicht, diese Hilfsangebote anzunehmen und zu nutzen.

Wenn Sie mit psychischen Problemen allein nicht zurechtkommen, sollten Sie ein offenes Gespräch mit Ihrem Hausarzt führen und sich durch ihn beraten lassen.

Manchmal empfiehlt sich jedoch die kompetente Behandlung durch einen Psychologen oder ärztlichen Psychotherapeuten. Das wird vor allem bei scheinbar unlösbaren Konflikten, Schuldgefühlen gegenüber der Umgebung und verminderten Selbstwertgefühlen notwendig sein.

Der Teufelskreis der Überforderung

Ein häufiges Konfliktpotenzial ist der überhöhte Leistungsanspruch, den Fibromyalgie-Betroffene an sich selbst stellen. Diese prinzipiell positive Eigenschaft kann verhängnisvolle Konsequenzen haben: Unrealistische Leistungserwartungen an die eigene Person können darauf beruhen, dass man Anerkennung und auch Selbstachtung hauptsächlich durch die erbrachte Leistung erfährt. Diese Leis-

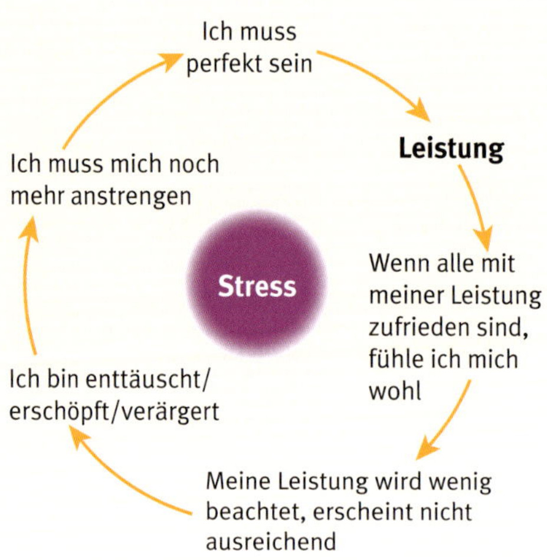
Ich muss
perfekt sein
Leistung
Wenn alle mit
meiner Leistung
zufrieden sind,
fühle ich mich
wohl
Meine Leistung wird wenig
beachtet, erscheint nicht
ausreichend
Ich bin enttäuscht/
erschöpft/verärgert
Ich muss mich noch
mehr anstrengen
Stress

▲ Durch eine übergroße Leistungsbereitschaft geraten viele Fibromyalgie-Patientinnen in einen Teufelskreis der Überforderung.

tungsansprüche orientieren sich an Vorbildern (an Bekannten, Kollegen, teilweise sogar an irrealen Werbeinhalten), wobei das eigene Handikap durch Müdigkeit, Beschwerden, Leistungsknick überhaupt nicht mit einbezogen wird – nach dem Motto: »Andere können das auch.«

Diese Erwartungen, die die Betroffenen an sich selbst stellen, können zu Druck, Stress und Anspannung führen. Eine chronische Überforderung entsteht und wird langsam in den Alltag und die »Normalität« integriert. Signale, die anzeigen »Das tut mir nicht gut«, dringen nicht mehr bis ins Bewusstsein vor. Wird nun die als selbstverständlich erwartete Leistung nicht mehr erbracht, steigern die Betroffenen ihre Anstrengung noch mehr, was zu noch größerer Überforderung mit allen ungünstigen Folgeerscheinungen führt.

Irgendwann zeichnet sich dann ab, dass das anvisierte Ziel doch nicht erreicht wird. Die Leistung lässt nun deutlicher nach. Zur körperlichen Erschöpfung kommen noch Frustration, Enttäuschung und oft auch das Gefühl der Wertlosigkeit hinzu. Der Schmerz tritt an die Stelle der negativen Gefühle und erlaubt einen Aus-

WICHTIG

Wenn es Ihnen genauso geht, sollten Sie sich folgende Fragen stellen:

- Wie fühle ich mich in dieser Situation?
- Wie kann ich auf den vermeintlichen Zwang zu immer mehr Leistung rechtzeitig reagieren?
- Wie kann ich der Erwartung (oder vermeintlichen Erwartung) nach steigender Leistung begegnen?
- Was kann ich gegen das Gefühl tun, nur bei großer Leistung von anderen, aber auch von mir selbst akzeptiert und anerkannt zu werden?
- Traue ich mir zu, meine Grenzen rechtzeitig zu erkennen und sie auch klar mitzuteilen? Trainiere ich dieses Verhalten?

WISSEN

Hier ein paar Vorschläge, wie Sie den verhängnisvollen Teufelskreis durchbrechen können:

- Erlauben Sie sich zu genießen.
- Versuchen Sie, Ihren Körper (und seine Signale) besser zu verstehen.
- Seien Sie aktiv (in jeder Beziehung).
- Leben Sie in der Gegenwart (nicht in vergangenen oder zukünftigen goldenen Zeiten).
- Lernen Sie, sich abzugrenzen (auch hier müssen Sie Erfahrungen machen).
- Pflegen Sie die Balance zwischen erholsamer Ruhe und aktivem Wachsein.
- Hören Sie auf sich selbst, und glauben Sie an sich.
- Üben Sie, sich durchzusetzen.
- Legen Sie Ihre Ziele und Vorhaben fest und versuchen Sie, den Weg dorthin in Etappen zu gliedern.

stieg aus der verfahrenen, hoffnungslos erscheinenden Situation.

Dies ist ein immer wiederkehrender Kreislauf, in dem die Betroffenen gefangen sind und aus dem zu entkommen sie nicht gelernt haben.

Nehmen Sie sich ruhig Zeit, Papier und Stift und versuchen Sie, wenn Sie solche Situationen kennen, die gestellten Fragen anzugehen.

Auf welche Ideen sind Sie bei der Beantwortung der Fragen gekommen?

Anhand dieser Fragen können Sie auch erkennen, wie Sie im Rahmen psychotherapeutischer Gespräche sensibilisiert werden und erspüren können, wo andere Sie unter Druck setzen und wo Sie sich selbst unnötigen Zwängen aussetzen. Sie lernen, Ihre Ziele, angepasst an Ihre tägliche Leistungsfähigkeit, zu bestimmen sowie Ihre Leistungsgrenzen klarer zu ziehen.

Außerdem lernen Sie, Ausgleich und Entlastung in den Alltag einzubauen sowie innere und äußere (muskuläre) Spannungen zu erkennen und zu verringern. Sie lernen, mehr für sich selbst da zu sein und sich selbst etwas mehr zu gönnen.

Ob Sie nun mit oder ohne Therapeut an sich arbeiten, für die praktische Umsetzung heißt das: Setzen Sie sich kleine Ziele und freuen Sie sich, wenn Sie diese erreichen, anstatt sich ständig zu überlasten und unter misslungenen Umsetzungsversuchen zu leiden.

Weitere, auch für die psychologische Behandlung der Fibromyalgie geeignete Verfahren sind

- Entspannungstechniken wie die Muskelentspannung nach E. Jacobson,
- das Autogene Training,
- die Meditation, Yoga,
- das Biofeedback und
- die Entspannung durch Fantasiebilder (siehe Seite 71 f.).

Medikamente bei Fibromyalgie

Welche Schmerzpatientin hat nicht die Wunschfantasie, nach einer Packung Tabletten die Krankheit geheilt zu haben? In der Realität können Medikamente, wenn sie vertragen werden und eine akzeptable Wirksamkeit gezeigt haben, als Teil der Gesamtbehandlung eingesetzt werden. Dabei können auch Medikamentenkombinationen sinnvoll sein.

Wie schon eingangs angeführt, bringt kein Medikament die Fibromyalgie zum Verschwinden. Manche Präparate können jedoch, vom Arzt verordnet und richtig angewandt, eine gewisse Erleichterung bewirken. Allerdings ist nur für die Gruppe der Antidepressiva und ein Antikonvulsivum eine längere, überzeugende Wirkung durch mehrere Studien nachgewiesen.

Schmerzmittel und Antirheumatika

Am häufigsten und fast von allen Betroffenen wurden oder werden Schmerzmittel eingenommen, auch wenn viele Erkrankte angeben, dass die Wirksamkeit eher gering sei. Die Auswahl der Schmerzmittel beginnt mit Paracetamol als leichtem und gut verträglichem Wirkstoff, der fast in jedem Haushalt bekannt ist. Etwas stärkere Präparate sind unter den Substanznamen Flupirtin® und Novaminsulfon® bekannt. Dann folgen opiatähnliche Substanzen wie Tramadol® und Tilidin N®.

Die stärksten Präparate sind die Opioide oder Morphine, die sich vom Opium, dem Milchsaft der Schlafmohnpflanze, ableiten. Da sie alle unter das Betäubungsmittelgesetz fallen, dürfen sie nur mit einem besonderen Rezept verordnet werden. Sie sollten nur in schwersten Fällen und, wenn sie gut wirksam sind, bei der Fibromyalgie angewendet werden, keinesfalls

WICHTIG

Nebenwirkungen der starken Schmerzmittel und Morphine können sein:

- vor allem am Anfang der Einnahme Verminderung der Fahrtüchtigkeit
- Verstopfung
- Müdigkeit
- Übelkeit
- Blutdrucksenkung

aber während der Schwangerschaft und in der Stillzeit. Diese stärksten Schmerzmedikamente sollten stets regelmäßig genommen werden. Bei höheren Dosen muss das Absetzen schrittweise erfolgen.

Das Abhängigkeitspotenzial ist bei Vorliegen starker Schmerzen eher gering.

Wenn ein Medikament gut wirkt und gut vertragen wird, gilt: Dauerschmerz erfordert Dauertherapie! – Dauertherapie heißt nicht Therapie bei Bedarf!

Fast genauso häufig wie die reinen Schmerzmedikamente werden bei Fibromyalgie sogenannte Nichtsteroidale (d. h.

Schmerzlindernde Medikamente (Auswahl).

Wirkstoff	Handelsname (Beispiel)	Dosierung bei Fibromyalgie/Bemerkung
Schmerzmittel (Auswahl)		
Paracetamol	Benuron®	3–4 × 1 Tabl. (500 mg) oder bei Bedarf 1–2 Tabl.; max. 3000 mg/Tag
Metamizol (Novaminsulfon)	Novalgin®	Bedarfsmedikation 20–30 Tropfen oder 3–4 (500 mg) Tabl. (max. 3–4 x täglich; nicht zur Langzeittherapie geeignet)
Flupirtin	Katadolon®	2 × 1 – 3 × 2 Kapseln (100 mg); bei Wirksamkeit als Retardpräparat sinnvoll
Starke Schmerzmittel		
Tramadol	Tramal®	Bedarfsmedikation 20–25 Tropfen; Dauermedikation: Retard-Form 2 × 50 – 2 × 100 mg
Tilidin/Naloxon	Valoron N®	Bedarfsmedikation 20–25 Tropfen; Dauermedikation: Retard-Form 2 × 50 – 2 × 100 mg
Mischpräparate		
Paracetamol und Codein	Paracetamol-Comp®	Tabl. mit PCM 500 mg und Codein 30 mg 3–4 × 1
Betäubungsmittel		**regelmäßige Einnahme sinnvoll**
Morphin	MST®	Retard-Form 2 x 10–50 mg
Oxycodon	Oxygesic®	2 × 10 mg/Tag (höhere Dosierung möglich)
Fentanyl	Durogesic®-Membranpflaster	25–50 mcg Wirkstoff/Std.; Pflasterwechsel alle 3 Tage

cortisonfreie) Antirheumatika (NSAR) genommen. Alle Mittel dieser Gruppe haben zusätzlich einen antientzündlichen Effekt. Das älteste Medikament dieser Gruppe ist die Acetylsalicylsäure, die schon vor 110 Jahren unter dem Handelsnamen Aspirin® chemisch hergestellt wurde.

Zu den in Deutschland am häufigsten verordneten Substanzen zählen Ibuprofen und Diclofenac (z.B. Voltaren®). Bei zirka einem Viertel der von Fibromyalgie Betroffenen bewirken diese Substanzen eine akzeptable Schmerzlinderung. Bei einigen führt auch die örtliche Behandlung mit Salben aus diesen Wirkstoffen zu einer befriedigenden Schmerzlinderung.

Die meisten Wirkstoffe sind auch als retardierte, d.h. länger wirksame, Arzneimittel-Zubereitungen erhältlich. Diese Medikamentengruppe macht – gute Wirksamkeit und Verträglichkeit vorausgesetzt – Sinn, wenn zusätzlich zur Fibromyalgie deutliche Verschleißerscheinungen an Gelenken oder an der Wirbelsäule bestehen.

Neuere Vertreter aus der Gruppe der Nichtsteroidalen Antirheumatka sind die COX-2-Hemmer oder Coxibe, die sich durch eine bessere Verträglichkeit im Verdauungstrakt auszeichnen. Allerdings stellte sich in letzter Zeit heraus, dass dieser Vorteil bei längerer Einnahme durch ein etwas erhöhtes Herz-Kreislauf-Risiko erkauft wird.

Cortisonpräparate haben so gut wie keine positiven Effekte und empfehlen sich da-

Nichtsteroidale Antirheumatika (Auswahl).

Herkömmliche NSAR Wirkstoff	Handelsname (jeweils ein Beispiel)	Wirkstoffmenge (mg) pro Tabl.	Höchstdosis pro Tag (mg)	Wirkdauer (Std.)
Acetylsalicylsäure (ASS)	Aspirin®	500	3000	3–4
Indometacin	Amuno®	25–50	150	4–5
Acemetacin	Rantudil®	30–60	180	4–5
Acemetacin retardiert	Rantudil retard®	90	180	9–12
Diclofenac (auch retard)	Voltaren®	50–100	150	4–12
Ibuprofen (auch retard)	Brufen®	200–800	2400	4–12
COX-2-Hemmer (Auswahl)				
Celecoxib	Celebrex®	100–200	400	12–14

Muskelentspannende Medikamente (Auswahl).

Wirkstoff	Handelsname (Beispiel)	Dosierung bei Fibromyalgie/Bemerkung
Tolpersion	Mydocalm®	3 × 50–100 mg
Diazepam	Valium®	1–3 × 2–5 mg (Einnahme möglichst nicht ≥ 2 Wochen)
Tetrazepam	Musaril®	1–3 × 25–50 mg Einnahme möglichst nicht ≥ 2 Wochen)

her für die Fibromyalgie weder als Tabletten noch als intramuskuläre Injektionen.

Muskelentspannende Medikamente klingen nach den idealen Medikamenten für die Fibromyalgie. Leider wirken sie nicht immer ideal. Wenn sie gut wirken, müssen von den Betroffenen oft unangenehme Nebenerscheinungen in Kauf genommen werden. Müdigkeit und Benommenheit lassen nach der Einnahme oft sinnvolle Tätigkeiten und auch Autofahren nicht zu.

Bei massiven schmerzhaften Verspannungen kann es jedoch nötig sein, mit diesen Medikamenten zur Ruhe und in einen entspannten Schlaf zu kommen und die Dosis dann langsam zu reduzieren.

Der Wirkstoff Tolperison findet sich in leichteren, der mit Valium® verwandte Wirkstoff Tetrazepam in starken Muskelentspannungsmitteln. Die zuletzt genannte Substanz eignet sich nur für die kurzzeitige Einnahme.

Bei Schlaf- und Beruhigungsmitteln ist der Gewöhnungseffekt zu beachten – vor allem bei den älteren Präparaten. Daher kommen sie in der Regel für die mittel- und langfristige Behandlung nicht infrage. Zudem wissen Sie aus dem Kapitel Schlaf, dass die gewünschte aufbauende Funktion und Erholung durch den durch Schlafmittel verbundenen Eingriff in die Schlafrhythmen kaum erreicht wird und somit kein natürlicher Schlaf stattfindet.

Antidepressiva und Antikonvulsiva

Eine oft gute Beeinflussung des Schlafes ohne die Gefahr der Abhängigkeit tritt unter einer weiteren Substanzgruppe auf, die im Grunde für ganz andere Erkrankungen zuständig ist: die Antidepressiva. Während für die Behandlung von Depressionen sehr viel höhere Dosen dieser Medikamente notwendig sind, können durch niedrige Wirkstoffmengen gerade der alten und damit auch erprobten Antidepressiva bei der Fibromyalgie erwünschte Wirkungen wie Muskelentspannung, Schmerzlinderung und besseres Ein- und Durchschlafen erreicht werden.

Das Phänomen, dass die Wirkung in niedrigen Dosen sich von der in hohen Dosen auch nach der Art unterscheidet oder dass noch nach vielen Jahren neue Wirkfelder entdeckt werden, gibt es bei vielen Medikamenten. Denken Sie nur an das Aspirin®, das in hoher Dosis viele Jahrzehnte allein als Schmerzmittel Gebrauch fand, bis die Entdeckung seiner Wirkung auf die Verklumpung der Blutplättchen es zu einem Schutzpräparat gegen Herzinfarkt und Schlaganfall machte.

Nortriptylin kann vorsichtig eingesetzt werden, falls die in der Tabelle erstgenannten Wirkstoffe wegen Mundtrockenheit nicht genommen werden können. Bei der Gruppe der drei erstgenannten Substanzen kann es zu Gewichtszunahme kommen.

Wie bereits erwähnt, könnte bei der Fibromyalgie eine Störung des Serotonin-Stoffwechsels von Bedeutung sein. Serotonin ist unter vielem anderen an der körpereigenen Schmerzbekämpfung und der Regulierung des Schlafes beteiligt. Auch die gewünschten Wirkungen der Antidepressiva beruhen vermutlich teilweise auf einer Beeinflussung des Serotonin-Haushaltes.

Eine ähnliche Wirkung haben auch die »Serotonin-Rezeptor-Antagonisten«, die in erster Linie für die Bekämpfung des starken Brechreizes bei Chemotherapien

Antidepressiva, die häufig bei Fibromyalgie eingesetzt werden.

Wirkstoff (Auswahl)	Handelsname (Beispiel)	Dosierung (mg) bei Fibromyalgie/Bemerkung
Amitryptilin	Saroten®	10–75 mg; auch als Tropfen
Trimipramin	Stangyl®	10–75 mg; auch als Tropfen
Doxepin	Aponal®	5–50 mg; auch als Tropfen
Nortriptylin	Nortrilen®	10–50 mg; Reservemittel
Fluoxetin	Fluctin®	20 mg; langsames Absetzen nötig
Duloxetin	Cymbalta®	30–60 mg; neuerer Wirkstoff; Dosis langsam steigern bzw. absetzen

Antikonvulsiva, die häufig bei Fibromyalgie eingesetzt werden.

Wirkstoff (Auswahl)	Handelsname (Beispiel)	Dosierung (mg) bei Fibromyalgie/Bemerkung
Gabapentin	Neurontin®	300–900 mg; langsam steigern
Pregabalin	Lyrica®	150–300 mg; langsam steigern

WICHTIG

Therapie mit Antidepressiva bei Fibromyalgie

Die Therapie mit Antidepressiva bei Fibromyalgie muss mit sehr geringen Dosen begonnen werden, da gelegentlich am nächsten Morgen Müdigkeit und Schwindel störend auftreten können. In der Regel kommt es schon nach ein bis zwei Wochen zur Besserung der Beschwerden.

eingesetzt werden. Aufgrund theoretischer Überlegungen hat man in diese Medikamente – untersucht wurde vor allem der Wirkstoff Tropisetron (Navoban®) – große Hoffnungen gesetzt, die sich im Alltagsgebrauch in dieser Form leider nicht bestätigt haben. Nur wenige Patientinnen sprachen gut auf diesen Wirkstoff an.

Die Arzneimittelgruppe der Antikonvulsiva wird in erster Linie bei Krampfleiden eingesetzt. Diese Substanzen wirken jedoch auch bei chronischen Schmerzen vom Typ der Fibromyalgie (»neuropathische Schmerzen«). Auch von diesen Medikamenten sind natürlich keine Wunder zu erwarten; doch manche Betroffene spüren unter der Therapie eine wesentliche Besserung ihrer Beschwerden. Diese Medikamente sollten langsam eingeschlichen werden.

Was heißt »Off-Label-Therapie«?

Streng genommen dürfen alle Medikamente nur dann eingesetzt werden, wenn das Arzneimittel für die entsprechende Krankheit zugelassen ist. Die Voraussetzung hierfür sind vorangehende aufwendige Studien, die Wirkungen und Nebenwirkungen in Studien erforschen.

Für die Fibromyalgie gibt es kein einziges für diese Anwendung (Indikation) zugelassenes Medikament, sodass die Verordnung »off-label« (außerhalb der Zulassung) erfolgt. Schmerzmittel werden wegen des relativ günstigen Preises von den Krankenkassen nicht beanstandet. Bei teureren Substanzen könnte der Arzt jedoch in Regress genommen werden, d. h., er müsste das Medikament zur Strafe aus eigener Tasche zahlen.

Ein gewisser Schutz für die Verordnung »off-label« ist dem Bundessozialgericht zu verdanken, das drei Bedingungen festgelegt hat, unter denen eine Verordnung außerhalb der Zulassung in Betracht kommt:

- Die Krankheit muss schwerwiegend sein; entweder lebensbedrohlich oder die Lebensqualität auf Dauer nachhaltig beeinträchtigend.
- Es darf keine andere (zugelassene) Therapie verfügbar sein.
- Aufgrund der Datenlage muss berechtigte Hoffnung bestehen, dass ein Therapieerfolg erzielt werden kann.

Die geeignete Ernährung

Auch wenn es keine »Fibromyalgie-Diät« gibt, ist eine ausgewogene, achtsame Ernährung sinnvoll. Mit der sogenannten Mittelmeerkost, die einer ausgewogenen Ernährung entspricht und auch Übergewicht entgegenwirkt, wird dieses Ziel erreicht, ohne den Genuss zu schmälern.

Wenn von einer speziellen Rheumadiät gesprochen wird, ist dies meistens auf Erkrankungen bezogen, bei denen der Stoffwechsel durch verstärkte Zufuhr oder gezieltes Weglassen von Nahrungsbestandteilen korrigiert werden kann. Die besten Beispiele sind die Gicht, bei der es um Zurückhaltung bei der Purinzufuhr in Form von Fleisch und gewissen Gemüsesorten geht, und die bereits erwähnte Osteoporose, die einer ausreichenden Zufuhr von Calcium und v.a. von Vitamin D bedarf.

Bei den entzündlich-rheumatischen Erkrankungen konnte in den letzten 10–15 Jahren gezeigt werden, dass eine verringerte Zufuhr von Arachidonsäure, die u.a. stark zur Bildung von Entzündungsübertragungsstoffen beiträgt, einen – wenn auch nicht sehr großen – Effekt erzielt. Dieses Ergebnis kann in der Praxis durch Einschränkung von Fleischmahlzeiten und deren Ersatz durch zwei Seefischmahlzeiten pro Woche erreicht werden.

Allerdings ist gerade bei Fibromyalgie wichtig, dass Sie sich achtsam ernähren, sich danach richten, was Ihnen individuell guttut und Ihnen verträglich ist. Hierzu gehört eine ausgewogene Ernährung, die alle lebenswichtigen Stoffe beinhaltet und damit nicht einseitig ist. Sie sollten sich auch vor Übergewicht schützen.

Tipp

Bei Fibromyalgie und weiteren Erkrankungen aus dem rheumatischen Formenkreis gibt es keine spezielle Diät im oben genannten Sinn, auch wenn das oft genug behauptet wird.

Die meisten Menschen in Mitteleuropa essen zu viel, zu fett und außerdem zu viel Süßes. Eine Ernährung auf vorwiegend pflanzlicher Basis, bei der der Anteil an Fleisch, Wurst und Eiern deutlich reduziert ist, bringt dem Körper viele Vorteile.

Seit Jahrzehnten wird bei rheumatischen Schmerzen die (moderate) Zufuhr von Vitamin E empfohlen. Ein überzeugender Nachweis in wissenschaftlichen Studien ist jedoch nie gelungen. Derzeit wird in kontrollierten Studien der Effekt einer ausreichenden Vitamin-D-Zufuhr (800–2000 I.E./Tag) auf Schmerzerkrankungen untersucht.

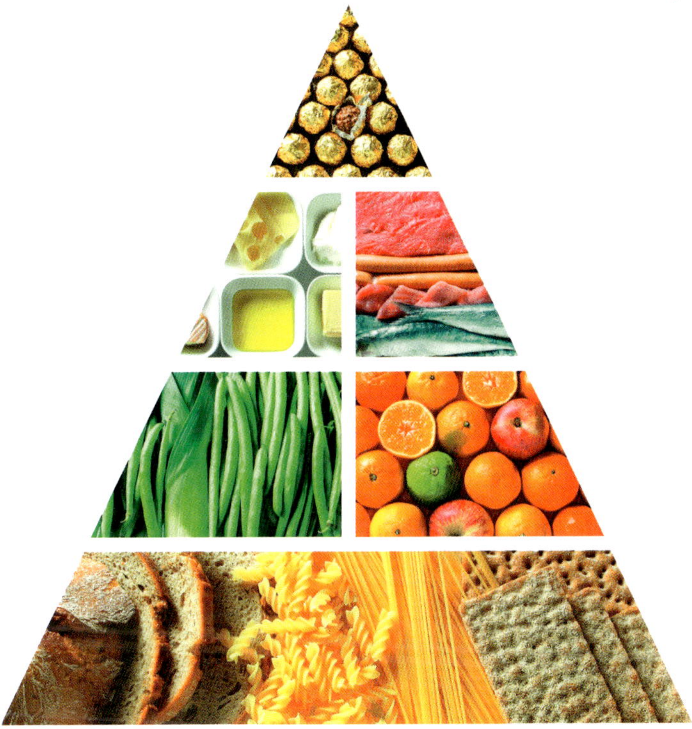

▶ Die Ernährungspyramide der mediterranen Kost.

Vitamin D hat nicht nur für die Muskeln günstige Effekte, sondern sorgt auch dafür, dass Calcium aus dem Darm aufgenommen wird und in die Blutbahn sowie aus den Blutgefäßen an seinen Bestimmungsort in den Knochen kommt. Ist ein Vitamin-D-Mangel vorhanden, kommt es zur Osteoporose und anderen Knochenerkrankungen. In unseren Breiten ist die Vitamin-D-Versorgung allein durch die Nahrung oder über Vitamin-D-Vorstufen und das Sonnenlicht schwierig. Deshalb findet sich ein optimaler Vitamin-D-Spiegel nur bei einer Minderheit der Bevölkerung. Es empfiehlt sich deshalb, dass vor allem Frauen vor den Wechseljahren den Vitamin-D-Bedarf über medikamentöse Zufuhr decken.

Fragen Sie mich nach einer idealen Ernährung, kann ich die mediterrane Kost uneingeschränkt empfehlen, d. h. die ursprüngliche Ernährung der Mittelmeeranrainer, die auch als Mittelmeerküche oder Kreta-Diät bekannt ist. Dabei handelt es sich keineswegs um eine Diät, was ja sehr nach Krankenkost klingt. Im Gegenteil, diese Ess- (und Lebens-) Kultur ist attraktiv für Auge und Zunge. Dass diese Form der Ernährung eine günstige Wirkung auf Herz und Gefäße hat, den Fettstoffwechsel positiv beeinflusst, den Typ-

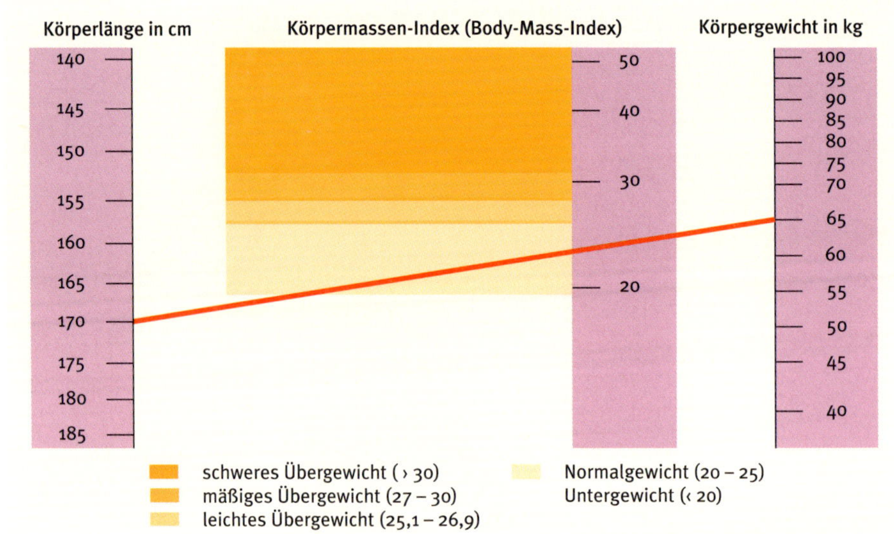

▲ Das richtige Gewicht zur Körpergröße wird heute mit dem Body-Mass-Index (BMI) bestimmt.

2-Diabetes verringern hilft und sogar das Auftreten einiger Tumoren vermindert, ist ein durch große Studien nachgewiesener, sehr angenehmer Zusatzeffekt.

Die Mittelmeerkost (mediterrane Kost) basiert auf frischen pflanzlichen Lebensmitteln, also Gemüse, Salat und Obst. Statt harten Fetten einschließlich Butter und Margarine wird vorwiegend Olivenöl verwendet.

Die Mahlzeiten sind fleischarm (nicht fleischlos). Stattdessen ist regelmäßig Fisch im Wochenplan enthalten. Sie müssen also keine reinen Vegetarier oder gar Veganer werden, die auch Milch und deren Produkte meiden.

Wichtig ist, dass Sie mit Genuss essen, in Ruhe und angenehmer Umgebung. Das heißt, Sie sollten nicht im Stehen in der Küche oder am Schnellimbiss in Hetze irgendetwas in sich hineinschlingen, was dann – wen wundert es – wie ein Stein im Magen liegt.

Tipp

Mediterrane Kost ist uneingeschränkt zu empfehlen, da diese Ernährungsform gesund ist, Genuss bietet und nebenbei auch noch das Abnehmen erleichtert.

Menschen, die zu Übergewicht neigen, fällt es mit dieser Kost auch leichter, abzunehmen und dann das erreichte Gewicht zu halten. Da Übergewicht sowohl den Gelenken eine zusätzliche Last aufbürdet als auch die Wirbelsäule fehlbelastet und ins Hohlkreuz zwingt, ist eine Norma-

Leitfaden zur richtigen Ernährung

Diäten sind häufig einseitig und bergen, je »strenger« und einseitiger sie gehandhabt werden, umso größere Risiken in sich, dem Körper lebens- bzw. gesundheitsnotwendige Grundstoffe vorzuenthalten. Die Balance von Körper, Geist und Seele sollte auch bei der Ernährung im Mittelpunkt stehen.

Vegetarische Kost

Erfreut sich, befördert von Lebensmittelskandalen und industrieller, das tierische Leben verachtender »Fleischproduktion«, immer größeren Zulaufs. Strenge Vegetarier lehnen alle Lebensmittel tierischer Herkunft ab. Die meisten sind jedoch Ovo-Lakto-Vegetarier und essen Eier sowie Milchprodukte. Ein Teil der fleischfreien Esser kann auch als Pescetarier bezeichnet werden, wenn Fisch den Speiseplan bereichern darf. Nicht wenige Vegetarier essen gelegentlich Fleisch, insbesondere vom Huhn, und können dann als »Flexitarier« bezeichnet werden. Zu den Vegetariern zählen sich mindestens zwei Prozent der Deutschen.

Die Veganer

sind wesentlich strenger und lehnen jegliche Speise und jedes Produkt tierischer Herkunft ab. Sie verzehren weder Honig noch Gelatine und verwenden auch kein Leder, keine Wolle und keine Federbetten. Die deutsche Gesellschaft für Ernährung rät von dieser Ernährung bei Kindern, Jugendlichen und Schwangeren ab, da die Versorgung mit Eisen, Vitamin B_{12} und Zink nicht ausreichend gewährleistet ist.

Frutarier

ernähren sich noch einseitiger. Sie ernten keine Pflanzen, sondern essen nur, was von der Pflanze herabfällt oder – ohne sie zu schädigen – abgepflückt werden kann: also Nüsse, Früchte, Beeren und Samen. Hier ist die ausreichende Versorgung mit lebensnotwendigen Stoffen noch problematischer als bei den Veganern.

lisierung des Gewichts bei allen rheumatischen Erkrankungen zu empfehlen.

Günstige Effekte zeigen sich bei mediterraner Kost auch am Herzen, den Gefäßen und dem Stoffwechsel. Das Risiko sinkt deutlich, eine Zuckerkrankheit, Fettstoffwechselstörung, Gicht oder Fettleber zu bekommen. Auch einige Tumore treten seltener auf.

Warum sind viele Fibromyalgie-Betroffene übergewichtig? Weil sie

- sich weniger bewegen,
- mehr essen – zwischendurch und bei Frust,
- eventuell durch Ödeme Wasser einlagern,
- bei regelmäßig wenig Schlaf, wie allerneueste Studienergebnisse ergaben, über hormonelle Mechanismen Heißhunger auf kalorienreiche Nahrung bekommen.
- Auch Medikamente können – insbesondere bei entsprechender Veranlagung – eine Gewichtszunahme fördern. Dies geschieht v. a. durch die altbewährten Antidepressiva, in geringerem Maße auch gelegentlich durch die neueren Substanzen und durch Antikonvulsiva. Auch Cortisonbehandlungen, die wegen anderer Erkrankungen notwendig sein können, sowie Beruhigungsmittel können zur Gewichtszunahme führen.

Eine ausgewogene, an Fertigprodukten und Wurst arme Ernährung ist auch nicht mit Kochsalz überlastet. Dies ist nicht nur günstig bei Neigung zu Bluthochdruck, sondern wirkt auch der Neigung zur Wassereinlagerung, zu Ödemen – manchmal ein Problem bei Fibromyalgie – entgegen.

Die durch pflanzliche Nahrungsmittel ballaststoffreiche mediterrane Ernährungsform ist auch dem Darm sehr zuträglich. Sie beinhaltet genügend Ballaststoffe, begünstigt den Stoffwechsel, verkürzt die Passagezeiten im Darmtrakt und verhindert Verstopfung.

Ines S.

» Erfolge durch die richtige Ernährung

Da ich auf Schicht arbeite, kannte ich keine gesunde, ausgewogene oder regelmäßige Ernährung. Nie war Zeit, Gerichte bewusst zuzubereiten oder in Ruhe zu essen. Schnell landeten Fertigprodukte mit Geschmacksverstärkern auf dem Teller, die hastig hinuntergeschlungen wurden und mir überhaupt nicht bekamen. Am Ende hatte ich u. a. anhaltende Magen-Darm-Beschwerden.
Seit einiger Zeit ernähre ich mich bewusster. Mir ist der Zusammenhang zwischen einer ausgewogenen, regelmäßigen Ernährungsweise und meiner Gesundheit deutlich geworden. Seitdem esse ich drei Mal täglich, davon mindestens eine warme Mahlzeit. Ich nehme mir Zeit fürs Essen und trinke ausreichend.

Schweinefleisch habe ich nahezu vollständig vom Speiseplan gestrichen. Stattdessen gibt es Hühnchen und Fisch zu essen und machmal auch etwas vom Rind oder Kalb. Hinzu kommen Vollkornprodukte, Müsli, Obst und viel Gemüse, das von mir aber nur leicht gedünstet wird, um die Inhaltsstoffe zu erhalten. Bei Milchprodukten und Joghurt achte ich darauf, dass sie fettreduziert sind. Auch die Omega-3-Fettsäuren habe ich im Blick. Um Salate zuzubereiten, verwende ich v. a. Oliven- und Rapsöl.
Zum Schluss noch ein ‚heißer' Tipp: Da ich ein Wärme-Mensch bin, fehlt mir diese natürlich vor allem in den Wintermonaten. Deshalb gehört Ingwer für mich zum ständigen Begleiter. Ich verwende ihn zum Würzen von Suppen, bereite mir aber auch Tees davon, um in der kalten Jahreszeit von innen ein wohliges, wärmendes Gefühl zu haben. Kann ich jedem nur empfehlen!«

Brigitte L.

» Bewusster ernähren

Eine Lebensmittelallergie und eine Laktoseintoleranz haben bei mir schon vor einiger Zeit dazu geführt, dass ich mich sehr bewusst ernähre und Salate ohne Dressing, sondern nur mit Pfeffer und Salz anmache und Gemüse leicht gedünstet zu mir nehme. Zitrusfrüchte vertrage ich wegen der Magen-Darm-Probleme nicht. Den Mangel an Magnesium und Vitamin D versuche ich durch Nahrungsergänzungsmittel auszugleichen. Meine Familie ist über meine gesundheitlichen Probleme gut informiert und unterstützt mich bei den vielen Einschränkungen.«

Rehabilitation

Rehabilitation umfasst eine kompakte, in der Regel dreiwöchige Therapie, die meist über die Rentenversicherung oder die Krankenkasse durchgeführt wird. Hier können diverse Therapien erprobt werden, und Beratungen durch unterschiedliche Fachleute erfolgen einschließlich intensiver Information zur Erkrankung.

Eine äußerst bewährte Form, Fibromyalgie-Betroffenen intensiv, ganzheitlich und gezielt mit krankengymnastischen, physikalischen und balneologischen Maßnahmen zu behandeln und auch neue Therapien ausprobieren zu können, ist ein stationärer Aufenthalt in einer Rehabilitations- oder Rheumafachklinik.

Eine Rehabilitation ist insbesondere bei schweren Verläufen, schubartiger Verschlechterung, aber auch bei neu diagnostizierten Erkrankungsfällen sinnvoll.

Tipp

Ein stationärer Aufenthalt in einer Rehabilitations- oder Rheumafachklinik ist für Fibromyalgie-Betroffene eine bewährte Therapiemaßnahme, um ganzheitlich und gezielt zu behandeln und auch neue Therapien ausprobieren zu können.

Eine Rehabilitation wird bei Erwerbstätigen in der Regel durch die Rentenversicherung, ansonsten durch die Krankenkasse erbracht.

Bei der Rentenversicherung müssen neben speziellen versicherungsrechtlichen Vorraussetzungen folgende Bedingungen erfüllt sein:

- Die Erwerbsfähigkeit ist wegen Krankheit oder Behinderung erheblich gefährdet oder gemindert, und voraussichtlich kann eine Minderung der Erwerbsfähigkeit abgewendet oder die Erwerbsfähigkeit gebessert oder wieder hergestellt werden.
- In der Regel muss ein Abstand von vier Jahren eingehalten werden. Eine Ausnahme besteht, wenn vorzeitige Leistungen aus gesundheitlichen Gründen dringend erforderlich sind, weil sonst mit einer Minderung der Leistungsfähigkeit zu rechnen ist.

Rehabilitationsmaßnahmen vonseiten der Krankenkasse werden erbracht als

- Vorsorgeleistung, um die Gesundheit zu stärken und einer absehbaren Erkrankung entgegenzuwirken oder um eine Pflegebedürftigkeit zu vermeiden
- Rehabilitationsleistung,
  - um Krankheiten zu erkennen, zu heilen, eine Verschlimmerung zu ver-

hüten und/oder um Beschwerden zu lindern;
- einer drohenden Behinderung vorzubeugen oder eine bestehende Behinderung zu beseitigen, zu verbessern oder ihre Verschlechterung zu vermeiden;
- vor einer Rehabilitation durch die Krankenkassen müssen die ambulanten Therapien ausgeschöpft und eine Erfolgsaussicht durch die Rehabilitation gegeben sein.

Der umgangssprachliche Begriff »Kur« sollte nicht mehr verwendet werden, denn bei dieser steht nach heutigem, gewandeltem Sprachverständnis eindeutig die Erholung und Regeneration im Vordergrund und wird durch Versicherungen nicht finanziert.

Die Rehabilitation in der Klinik bietet alle Leistungen unter einem Dach an. Neben breiten Therapiemöglichkeiten bestehen auch diagnostische Möglichkeiten. Ärztliche Betreuung und Hilfe durch Pflegepersonal ist jederzeit präsent. Die stationäre Rehabilitation zeichnet sich dadurch aus, dass das gesamte Rehabilitationsteam auf ein spezielles Krankheitsfeld mit seiner spezifischen Problematik ausgerichtet ist.

Inzwischen gibt es auch die wohnortnahe Rehabilitation mit Übernachtung zu Hause. Sie wird von den Krankenkassen »ambulant«, von den Rentenversicherern »teilstationär« genannt. Sie kommt infrage, wenn wohnortnah indikationsgerechte breite Therapiemöglichkeiten durch ein Rehabilitationsteam unter ärztlicher Betreuung zur Verfügung stehen und die geschilderten stationären Maßnahmen nicht erforderlich oder aus beruflichen oder sozialen Gründen nicht möglich sind.

WICHTIG

Vorteile einer stationären Behandlung

Ein ganz wichtiger Punkt: Die Patientinnen haben ganztägig Zeit für die therapeutischen Anwendungen und Maßnahmen, d. h., sie können sich bei Erschöpfung und schlechtem Gesundheitszustand zwischen den Therapien eine oder zwei Stunden ausruhen. Ein stationärer und nicht unbedingt ganz wohnortnaher Rehabilitationsaufenthalt ist zudem notwendig bei belastenden Alltagssituationen sowohl im beruflichen als auch im privaten Umfeld. Ein weiterer Pluspunkt ist die Entlastung von der gesamten Alltagsarbeit, was vor allem Frauen zugute kommt.

Es muss jedoch genügend Restgesundheit, Stabilität und ausreichende Belastbarkeit bei den Erkrankten vorhanden sein, denn die Therapiemöglichkeiten und deren Umfang sollten sich nicht wesentlich von denen der stationären Rehabilitation unterscheiden. Die Gesamttherapiezeit wird dabei auf gut einen halben Tag komprimiert.

Eine sogenannte Anschlussrehabilitation (früher Anschlussheilbehandlung) in engem Anschluss an einen Akutkrankenhausaufenthalt ist allein unter der Diagnose Fibromyalgie aus formalen Gründen nicht möglich; sie kann jedoch gewährt werden, wenn eine sekundäre Fibromyalgie z.B. neben einer entzündlich-rheumatischen Erkrankung, einem akuten Bandscheibenvorfall, einem Gelenkersatz oder einem Wirbelbruch besteht.

Medizinische Rehabilitation bei Fibromyalgie

- Die Diagnostik wird ergänzt durch weitere Untersuchungen zur Krankheitseinordnung und zum Ausmaß der Erkrankung. Hierauf basierend können in Kenntnis der individuellen Möglichkeiten der Betroffenen und ihrer Anforderungen in Beruf und Alltag zu Hause die Rehabilitationsziele besprochen und festgelegt werden. Mit diesen Vorgaben wird anschließend der Therapieplan aufgestellt.
- Grundlage der Therapie ist die Information über die Erkrankung und die Behandlungsmöglichkeiten. Eine der besten Informationsmöglichkeiten ist sicher ein Patientenschulungsprogramm (s. auch unten), mit dem sichergestellt wird, dass die Klinik mit der Erkrankung vertraut ist.
- Die Therapie umfasst ein breites Spektrum von Physiotherapie, physikalischen Maßnahmen einschließlich geeigneter balneologischer Anwendungen, z.B. Wärmepackungen, Bewegungstherapie, leichtes sportliches Training und Muskelaufbautraining.
- Bei der medikamentösen Behandlung stehen schmerzdistanzierende Therapie und muskelentspannende Therapie im Vordergrund.
- Unabdingbare Bestandteile einer Rehabilitation sind psychologische Gruppenprogramme, insbesondere Schmerzbewältigung und Muskelentspannungstraining. Zusätzlich erfolgen in der Regel psychologische und soziale Beratung, bei Berufstätigen über die Rentenversicherung auch entsprechende berufsorientierte Maßnahmen, z.B. Anpassungen am Arbeitsplatz, Belastungstraining.
- Am Ende einer Rehabilitationsbehandlung durch die Rentenversicherung steht die sozialmedizinische Beurteilung, gegebenenfalls auch die Einleitung oder Empfehlung berufsfördernder Maßnahmen. Zu den Therapieempfehlungen aller Kostenträger gehören auch die Nachsorgeplanung, insbesondere das Funktionstraining, sowie Hinweise auf Selbsthilfegruppen, eventuell auch ambulante psychotherapeutische Angebote.

Die Erfahrung hat gezeigt, dass Fibromyalgie-Patientinnen häufig mehr von einem Aufenthalt in einer somatischen Klinik mit psychologischem Zusatzangebot als von einer Rehabilitation in einer psychosomatischen Klinik profitieren.

Fibromyalgie-Betroffene sind nicht nur durch einen Rückgang der Bewilligungsquote für Rehabilitationsmaßnahmen betroffen, sondern auch durch die Praxis der Versicherungsträger, vermehrt eigene Kliniken zu belegen. Aufgrund dessen werden die Erkrankten nur noch zum Teil in für ihre Erkrankung spezialisierte Fachkliniken eingewiesen werden.

Der Antrag für eine Rehabilitationsmaßnahme kann sowohl bei der Krankenkasse als auch bei der Rentenversicherung und sogar bei den Versicherungsämtern in den Rathäusern, die ihn weiterleiten, gestellt werden. Zusätzlich wird ein Formgutachten des behandelnden Arztes benötigt.

Bei Ablehnung der Rehabilitation ist ein Widerspruch möglich, der mit einem Arzt-/Facharzt-Attest gut begründet sein soll. Bei erneuter Ablehnung steht nur noch der Klageweg offen.

Patientenschulung

Mitte der 1990er-Jahre ist ein sogenanntes Patientenschulungsprogramm für Fibromyalgie-Betroffene entwickelt worden. Hierbei handelt es sich nicht um ein Vortragsprogramm, sondern um eine Form der Wissensvermittlung, bei der Fibromyalgie-Betroffene in einer kleinen Arbeitsgruppe unter Anleitung eines erfahrenen Fachtrainers, je nach Thema Arzt, Psychologe oder Physiotherapeut, wichtige Themen erarbeiten. Dabei ist das »Selbstmanagement« der Krankheit oberstes Ziel.

Inzwischen sind viele Tausende Betroffene bundesweit geschult worden und haben diesen Kurs als sehr hilfreich empfunden. Das hat auch eine 2004 durchgeführte Untersuchung bestätigt. Das Programm wird vor allem in auf Fibromyalgie spezialisierten Kliniken und von rheumatologischen Schwerpunktpraxen angeboten. Die meisten Kurse werden von den Landesverbänden der Rheuma-Liga koordiniert und sind dort auch zu erfragen.

Ein zweiter Kurs »Alltagsbewältigung und Lebensperspektiven« wird – ebenfalls in sechs Seminarblöcken – über die Rheuma-Liga angeboten.

WISSEN

Themen bei der Patientenschulung

- das Krankheitsbild und die Theorien zur Fibromyalgie-Entstehung
- Möglichkeiten physikalischer Therapie
- Schmerzentstehung und -beeinflussung
- medikamentöse und andere Therapiemöglichkeiten
- den Umgang mit der Erkrankung
- individuelle Schwerpunkte der Teilnehmer bei der Krankheitsbewältigung.

Brigitte L.

» Die Warnzeichen des Körpers rechtzeitig erkennen

Immer wieder habe ich in der Vergangenheit die Warnzeichen meines Körpers nicht richtig gedeutet oder ignoriert. Das passierte vor allem dann, wenn ich über meine Grenzen hinauszugehen versuchte. Zwei Hörstürze waren die Folge. Heute kann ich mit diesen Alarmsignalen besser umgehen und weiß, wann ich Aktivitäten reduzieren muss, um nicht in den Teufelskreis der Krankheit zu kommen. Dazu gehört für mich vor allem, dass ich mein ehrenamtliches Engagement reduziere, das mir großen Stress bereitet.
Wenn ich zu viel von mir verlange, habe ich immer auch Verspannungen im Schulter-, Nacken- und Kieferbereich. Die Rehabilitation, die ich unlängst gemacht habe, hat ganz wesentlich dazu beigetragen, dass ich mich nicht mehr so erschöpft und am Ende meiner Kräfte fühle.«

Ines S.

» Mit neuen Kräften aus der Reha

Bei meinem Reha-Aufenthalt in Bad Pyrmont trieb ich unter Anleitung Sport zur Muskellockerung und nahm an einer Rückenschulung teil. Außerdem erhielt ich Wärmetherapie in Form von Moorvoll- und Sole-Wannenbädern. Auch Unterwassermassage gehörte zum Programm.
Um unsere Krankheit zu verstehen und besser damit umgehen zu können, erhielten wir Patientinnen eine Fibromyalgie-Schulung. Zu zehnt oder elft trafen wir uns in einem Seminar, erzählten aus unserer jeweiligen Krankheitsgeschichte und tauschten uns darüber aus. Der behandelnde Arzt machte uns aus medizinischer Sicht mit der Fibromyalgie vertraut. Hinzu kamen noch Übungen zur Entspannung und Stressbewältigung bei einem Psychologen.
Ganz wichtig ist mir aber der Sport. Schon seit Längerem hatte ich bemerkt, dass mir die regelmäßige Bewegung in frischer Luft sehr guttut und mir hilft, den Stress in Schach zu halten. So betreibe ich im Sommer drei bis vier Mal pro Woche für je eine Stunde Nordic Walking und unternehme ausgedehnte Fahrradtouren. Im Winter, der wegen der Temperaturen eigentlich nicht so meine Jahreszeit ist, überwinde ich den inneren Schweinehund und mache ein bis zwei Mal wöchentlich für zwei bis drei Stunden Skilanglauf. Die frische Luft und die Bewegung sind einfach toll!
Schließlich hilft mir noch die Progressive Muskelentspannung, gelassener zu werden und alles ruhiger anzugehen. Ich habe dann immer ein gutes Gefühl, und die Schmerzen lassen sich dadurch herunterfahren. Sie sind zwar nie ganz weg, aber ich fühle mich eine Zeit lang einfach besser. Und das ist gut so.«

Funktionstraining

Regelmäßige Bewegungsübungen, vor allem auch im warmen Wasser, sind das A und O bei fast allen Erkrankungen der Bewegungsorgane. Als Funktionstraining bieten die Arbeitsgemeinschaften der Deutschen Rheuma-Liga und andere Organisationen diese Form der Gruppentherapie fast flächendeckend für ihre Mitglieder an. Sie ist effektiv und hat für die Erkrankten einen sehr hohen Stellenwert.

Funktionstraining wird hauptsächlich von den gesetzlichen Krankenkassen erbracht. Das Funktionstraining muss vom behandelnden Arzt auf einem speziellen Formular für zwölf Monate verordnet werden und belastet dessen Budget nicht (§44,1 SGB IX, §43 SGB V). Bei schwerer Beeinträchtigung der Beweglichkeit, zu der auch die Fibromyalgie zählt, ist eine Verlängerung des Funktionstrainings bis maximal 24 Monate möglich. Einen Teilbetrag finanzieren die Betroffenen dabei selbst.

Auch von vielen privaten Krankenkassen wird das Funktionstraining übernommen. Die Rentenversicherungsträger übernehmen die Kosten für sechs Monate, wenn es am Ende einer Rehabilitationsmaßnahme als Nachsorgeleistung beantragt wird.

Auch wenn die Verordnungsmöglichkeit für die Betroffenen ausgeschöpft ist, können sie diese im Vergleich zur Krankengymnastik günstige Therapiemöglichkeit eigenfinanziert über die Rheuma-Liga-Gruppen weiter in Anspruch nehmen.

Hilfen im täglichen Leben

In Selbsthilfegruppen sammeln sich Experten in eigner Sache, die sich als Betroffene nicht erklären müssen, um verstanden zu werden. Die Gemeinschaft soll jeder Betroffenen den Rücken stärken, aber sie auch ermuntern, aktiv für sich einzustehen. Hierzu gehören auch die sozialen Hilfemöglichkeiten, die Sie im konkreten Fall über das Internet oder den Landesverband der Selbsthilfeorganisation finden können.

Zusätzlich zur verminderten Belastbarkeit im Alltag leiden viele von Fibromyalgie Betroffene auch am Arbeitsplatz unter ihren Leistungs- und Konzentrationseinbußen. Das macht sich insbesondere bei Arbeitsabläufen mit wiederholten Bewegungen oder Tätigkeiten in Zwangshaltungen bemerkbar. Da die Betroffenen zur Exaktheit und Perfektion neigen, belastet es sie besonders stark, wenn sie ihre Aufgabe nicht mehr in der gebotenen Zeit akkurat erledigen können.

Soziale Fragen

Kommt es nicht rechtzeitig zu einer Optimierung des Arbeitsplatzes durch Arbeitshilfen, tritt häufig ein Leistungseinbruch ein, der eine lange Arbeitsunfähigkeitszeit nach sich ziehen kann. Besonders schmerzhaft ist es für die Betroffenen, wenn sie dann noch als Drückeberger angesehen werden. Diesbezügliche Hilfsmöglichkeiten sind in erster Linie über den Betriebsärztlichen Dienst und die zuständige Rentenversicherung zu erfragen.

Besteht schon eine mehrmonatige Arbeitsunfähigkeit, ist ein stufenweiser Wiedereinstieg in die Arbeit zu empfehlen, der in Zusammenarbeit von Hausarzt, Arbeitgeber und Krankenkasse organisiert werden muss.

Eine Rente wegen verminderter Erwerbsfähigkeit aufgrund von Fibromyalgie wird nur sehr selten bewilligt und sollte nur bei schwersten Verläufen oder zusätzlichen, deutlich leistungseinschränkenden Diagnosen in Betracht gezogen werden. Die Berufsunfähigkeit ist seit 2001 nicht mehr in der gesetzlichen Rentenversicherung, sondern nur noch über eine private BU-Versicherung abgedeckt.

Die Einstufung als Schwerbehinderte orientiert sich generell nicht an der Diagnose, sondern an den Funktionsstörungen der Betroffenen. Sie wird meist bei 20 bis 40 liegen.

Berufstätige Fibromyalgie-Betroffene mit einem GdB (Grad der Behinderung) von mindestens 30 können über den Schwerbehinderten-Beauftragten des Betriebes einen »Gleichstellungsantrag« stellen. Damit genießen sie bezüglich des Kündigungsschutzes gleiche Vorteile wie Schwerbeschädigte mit einem GdB von 50.

Selbsthilfegruppen

Für viele Erkrankte ist es besonders hilfreich, Menschen zu treffen, die an der gleichen Erkrankung leiden, um sich mit ihnen auszutauschen. In gleicher Weise »Betroffene« werden häufig als verständnisvoller und einfühlsamer erlebt als »Gesunde«. Ihre Erfahrungen, Tipps und Empfehlungen für den Umgang mit der Erkrankung werden meist besser akzeptiert als die gut gemeinten Ratschläge Nichtbetroffener.

In Selbsthilfegruppen, in denen sich Menschen zusammenfinden, die alle an der gleichen Erkrankung leiden, erleben Betroffene Zuwendung und erfahren Be-

WICHTIG

Das Netzwerk der Deutschen Rheuma-Liga

Das Netzwerk der Deutschen Rheuma-Liga ist mit über 260 000 Mitgliedern die größte Hilfs- und Selbsthilfegemeinschaft im Gesundheitsbereich. Es bietet für Fibromyalgie-Betroffene

fachliche Hilfen:

- Bewegungstherapie in Gruppen
- ergotherapeutische Behandlung
- Schmerzbewältigungskurse
- sozialrechtliche Beratung
- Vermittlung von Pflegediensten

Selbsthilfe:

- persönliche Beratung
- Selbsterfahrungsgruppen
- Kreativgruppen und gesellschaftliche Veranstaltungen

Information und Aufklärung:

- Zeitschrift »Mobil«
- Bücher, umfassendes Informationsmaterial und Internetforum
- Patientenseminare und Informationsveranstaltungen.

Außerdem vertritt die Deutsche Rheuma-Liga die Anliegen der Rheumakranken in der Gesellschaft allgemein und in den politischen Gremien. Wichtige Adressen hierzu finden Sie in diesem Buch auf den Seiten 117–118.

stätigung und Ermutigung. Selbsthilfegruppen ermöglichen ihren Mitgliedern, sich im gemeinsamen Gespräch mit ihrer persönlichen Situation auseinanderzusetzen und neue Wege für den Umgang mit der Erkrankung zu finden. Sie können den Betroffenen helfen, eigene Fähigkeiten zu entwickeln und zu nutzen, um Probleme selbst zu lösen und damit besser mit ihrer Erkrankung zurechtzukommen.

Kommunizieren der Erkrankung

Viele Betroffene wünschen sich, wenn schon krank, dann ein im wahrsten Sinne des Wortes »vorzeigbares« Leiden zu haben, einen Armbruch, einen Bandscheibenvorfall, sogar eine Tumorerkrankung. Sie leiden darunter, dass man ihnen die Krankheit nicht ansieht, die wechselnden Beschwerden nicht ernst nimmt. Eine Fibromyalgie ist den meisten Menschen nicht bekannt, es sei denn, sie sind davon betroffen.

Am leichtesten vermittelbar ist noch die Erklärung »Weichteilrheuma oder chronische Schmerzerkrankung«. Besonders bitter ist es sicher, wenn die Betroffenen in der Familie mit Argwohn betrachtet werden. Hier kann auch ein gemeinsames Gespräch mit dem Arzt hilfreich sein.

Der richtige Arzt

Viele Frauen haben einen Arzt gefunden, der ihre Erkrankung kennt und sie auf dem mühsamen Weg begleitet, mit Erkrankung und Beschwerden zurechtzukommen. Andere sind noch auf der Suche nach dem »richtigen Arzt«. Ich werde oft gefragt, wer sie denn am besten betreuen könne. Ich antworte dann immer: der Arzt, dem Sie vertrauen und der sich um Sie kümmert. Das ist oft der Hausarzt, manchmal auch der Rheumatologe, der Orthopäde, der Schmerztherapeut oder der Neurologe. Es lässt sich hier keine Regel aufstellen. Der Arzt muss Interesse daran haben, eine schwierige und therapeutisch mühsame Erkrankung zu betreuen; der Patient muss auch einen Vertrauensvorschuss geben. Beide müssen eine gemeinsame Sprache finden, die Chemie muss stimmen. Dann können daraus Besserung und Gesundheit erwachsen.

Regina O.

» Ich musste immer funktionieren!

Mein Beruf im sozialen Bereich fordert alles von mir – nicht nur zeitlich wegen des Schichtdienstes, sondern auch körperlich-emotional. Ich möchte einfach alles geben. Zu Hause habe ich mich als Alleinerziehende um meine beiden Kinder gekümmert, und auch dort musste ich immer funktionieren. Ohne Murren habe ich mich meiner Verantwortung gestellt, an mich herangetragene Pflichten übernommen und nicht gefragt, wie es mir dabei geht. Nach außen war ich immer die perfekte Kollegin und Mutter, bei der alles gut geht. Ich habe lieber nicht in mich hineingeschaut, denn da sah es ganz anders aus. Aber das wollte ich weder mir noch meiner Umgebung eingestehen.

Diese innere Anspannung führte vor sechs, acht Jahren dazu, dass ich meine körperlichen Probleme nicht mehr schönreden konnte. Ich hatte Schmerzen, die sich wie Muskelkater anfühlten, chronisch diffuse Beschwerden im Schulter-Nacken-Bereich und in der Hüfte sowie Migräne. Hinzu kamen Erschöpfungszustände aufgrund zunehmender Schlafprobleme; meine Konzentrationsfähigkeit ließ merklich nach. Mir saß die Angst, nicht mehr zu hundert Prozent zu funktionieren, dermaßen im Nacken, dass ich unerträgliche Verspannungen und Verkrampfungen im ganzen Körper hatte. Mir schien, ich müsse Verantwortung für alles und jeden übernehmen, obwohl ich das gar nicht wollte.

Meine Probleme habe ich stets mit meiner beruflichen Anspannung entschuldigt, mit meinem Alter, den Wechseljahren, verqueren Ansichten. Ich habe mir eingeredet, dass ginge schon wieder vorbei. Bei verschiedenen Ärzten habe ich mir Tabletten und Salben verschreiben lassen, ohne den Blick auf das Ganze zu richten. Hauptsache, ich funktionierte.

Aber auch von den Ärzten fühlte ich mich nicht ernst genommen. Sie schauten ebenso wenig hinter die Fassade wie ich. Als ich um 2008 einen ersten Kurantrag stellte, wurde dieser von einem medizinischen Gutachter rundweg abgelehnt. Er meinte, mit meinen Symptomen bräuchte ich keine Rehabilitation, sondern könne die Beschwerden auch zu Hause behandeln lassen. Schlimmer noch als die Ablehnung war für mich der entwürdigende Ablauf der Begutachtung, bei der ich mich keiner Weise wahrgenommen fühlte. Vor Enttäuschung war ich ganz fertig und musste weinen! Einer solchen Prozedur wollte ich mich nicht noch einmal unterziehen und habe versucht, trotz aller Beschwerden weiter zu funktionieren.

Die Wende kam im Januar 2011, als die Fibromyalgie bei mir diagnostiziert wurde. Das konkrete Wissen hat mich einerseits erleichtert, andererseits blieben jedoch die Beschwerden. Im Februar besuchte ich ein Symposium zur Fibromyalgie, und da reifte in mir der Plan, abermals eine Rehabilitation zu beantragen und mich in gute Hände zu begeben, die meine Schmerzen ernst nehmen und für mich sorgen. Dieses Mal hat es geklappt, und der Aufenthalt in der Reha hat schon einiges bei mir bewirkt. Hier durfte ich ehrlich sagen, wie ich mich fühlte, ohne etwas beschönigen zu müssen.«

Leitlinie für das Fibromyalgie-Syndrom (und chronische Ganzkörperschmerzen)

Die Leitlinie richtet sich an die für Fibromyalgie-Syndrom-Betroffene tätigen Gesundheitsberufe. Sie stellt die derzeit gesicherten Kenntnisse zu Ursachen, Häufigkeit und Verlauf des FMS und der chronische Ganzkörperschmerzen sowie den aktuellen Stand der Diagnostik und Therapie dar.

Die Notwendigkeit zur Erstellung dieser fachübergreifenden Leitlinie ergab sich aus der Häufigkeit der Erkrankung und den Kontroversen zur Klassifikation, Behandlung und Fehlversorgung in Deutschland. Die Leitlinie, von der es eine 100 Seiten umfassende Langversion gibt, liegt auch als Kurz- bzw. Patientenversion vor. Sie wurde unter Federführung von Prof. Dr. Winfried Häuser, Deutsche Interdisziplinäre Vereinigung für Schmerztherapie (DIVS), Klinikum Saarbrücken, erarbeitet.

Folgende Fachgesellschaften waren beteiligt: Die Deutschen Gesellschaften für Neurologie (DGN), Orthopädie und orthopädische Chirurgie (DGOOC), Psychiatrie, Psychotherapie und Nervenheilkunde (DGPPN), Psychologische Schmerztherapie und Schmerzforschung (DGPSF), Rheumatologie (DGRh), zum Studium des Schmerzes (DGSS), für Psychosomatische Medizin und Psychotherapie (PGPM), Physikalische Medizin und Rehabilitation (DGPMR), Allgemeinmedizin (DEGAM), die Gesellschaft für Kinder- und Jugendrheumatologie (GKJR) sowie die Deutsche Rheuma-Liga Bundesverband, die Deutsche Fibromyalgie-Vereinigung und der Deutsche Verband für Physiotherapie – Zentralverband der Physiotherapeuten/Krankengymnasten. Die »Empfehlungsgrade« in der Leitlinie basieren auf der Evidenz, d. h. der Nachweisstärke für bestimmte Aussagen in internationalen Studien und der Zustimmung der oben genannten Fachgesellschaften. Wenn für eine Fragestellung keine aussagekräftige Literatur vorlag, konnte weder eine klare Aussage zur Wirksamkeit noch zur Unwirksamkeit gemacht werden. Leitlinien geben den aktuellen Stand des Wissens an. Die Entscheidung, ob einer Empfehlung der Leitlinien gefolgt wird, muss unter Berücksichtigung individueller Gegebenheiten vom Behandler und dem Patienten gemeinsam getroffen werden.

Die Leitlinienarbeit ist im März 2008 abgeschlossen worden, im April 2008 wurde die Leitlinie im Internet veröffentlicht. Eine vollständige Überarbeitung der gesamten Leitlinie wird 2012 veröffentlicht werden.

Eine besondere Neuerung in den Leitlinien war, dass der Nachweis einer bestimmten Anzahl von Tender Points (schmerzhafte Druckpunkte) für die Diagnose des Fibromyalgie-Syndroms nicht mehr für zwingend notwendig gehalten wurde. Diese Änderung basiert auf zahlreichen Berichten aus der neueren Literatur.

Weitere wichtige Aussagen (Auswahl)

Ursachen

- Das FMS tritt gehäuft in Familien auf. Ein genetisches Merkmal konnte jedoch bisher nicht identifiziert werden.
- Es zeigen sich Störungen der Regelkreise Cortison und Wachstumshormon. Die Bedeutung für die Erkrankung ist unklar.
- Es bestehen Störungen des autonomen Nervensystems (Vagus und Sympathikus).
- Es bestehen Störungen der zentralen Schmerzverarbeitung.
- Serotonin-Spiegel im Blutserum und im Liquor sind erniedrigt.
- Veränderungen der Struktur und des Stoffwechsels im Muskel konnten nicht nachgewiesen werden.
- Der Zusammenhang zwischen einem Unfall und der Entwicklung eines FMS ist nicht belegt.
- Das FMS tritt häufiger bei Patienten mit entzündlichem Rheuma als in der allgemeinen Bevölkerung auf.
- Der Zusammenhang von Virusinfektionen sowie Borrelieninfektion und dem FMS ist nicht nachgewiesen.
- Silikon-Brustimplantate sind kein Risikofaktor für die Entwicklung eines FMS.
- Belastende Lebensereignisse, Alltagsbelastungen und Depressionen sind Risikofaktoren für die Entwicklung eines FMS.
- Die Kombination einer entsprechenden Veranlagung mit biologischen, psychischen und sozialen Faktoren führt zur Auslösung und zum Weiterbestehen eines Fibromyalgie-Syndroms.

Behandlung des FMS

- Das FMS ist eine chronische Erkrankung und in der Regel durch medizinische Maßnahmen nicht heilbar.
- Somit richten sich alle Maßnahmen auf eine Verbesserung der Funktion im Alltag und auf eine Linderung der Beschwerden.
- Nach der endgültigen Diagnose eines FMS ist die Information zu Ursachen und Behandlungsmöglichkeiten angesagt.
- Wichtigste ärztliche Betreuer sind der Hausarzt und bei Bedarf mit der Krankheit erfahrene Fachärzte.
- Als Basistherapie werden Patientenschulung, angepasstes Ausdauertraining, einfache Antidepressiva (z. B. Amitriptylin) und verhaltenstherapeutische Therapie empfohlen.
- Langfristig sind Selbstverantwortung und Eigenaktivität der Betroffenen zu stärken. Die selbstständige Durchführung von Ausdauertraining, Funktionstraining, Entspannung und Stressbewältigung wird empfohlen.

- Bei Schmerzproblemen oder zusätzlichen Erkrankungen bzw. Gefährdung der Teilnahme am Erwerbsleben und privaten Aktivitäten wird eine Krankenhaus- bzw. eine Rehabilitationsbehandlung angeraten.
- Mittelfristig ggf. längerfristig ist der Einsatz der einfachen Antidepressiva vom Typ Amitriptylin (25–50 mg/Tag) empfohlen.
- Serotonin-Wiederaufnahmehemmer (SSRI) wie Fluoxetin oder Paroxetin können zeitlich begrenzt zum Einsatz kommen.
- Noradrenalin-Serotonin-Wiederaufnahmehemmer (SNRI) wie Duloxetin und Milnacipran (in Deutschland nicht zugelassen) sind ebenfalls zeitlich begrenzt einsetzbar.
- Schlafmittel-, angstlösende Medikamente sowie Neuroleptika werden zur Behandlung des FMS nicht empfohlen.
- Die Wirksamkeit der Nichtsteroidalen Antirheumatika (NSAR) ist beim FMS nicht nachgewiesen.
- Zu den häufig benutzten Schmerzmitteln Paracetamol und Metamizol liegen keine Studien vor.
- Tramadol kann als starkes Schmerzmittel unter Überprüfung der Wirksamkeit erwogen werden. Für andere Opioide liegen keine kontrollierten Studien vor.
- Pregabalin kann zur FMS-Behandlung erwogen werden. Der gleiche Empfehlungsgrad gilt für Tropisetron.
- Diverse weitere Medikamente einschließlich Cortison sollten nicht eingesetzt werden.
- An physikalischen Therapiemaßnahmen wird angepasste medizinische Trainingstherapie empfohlen, ebenso Thermalwasser, balneologische Therapie sowie Wärmetherapien. Eine kurzfristige Wirkung (24 Std.) der Ganzkörperkältetherapie ist belegt.
- Die Lage der Studienergebnisse bei Massagen ist widersprüchlich. Befristete Anwendung von Lymphdrainagen und auch der Chirotherapie kann erwogen werden.
- Für Elektrotherapie (TENS) und Tender-Point-Injektionen liegen aufgrund fehlender Untersuchungen keine Empfehlungen vor.
- Funktionstraining, örtliche Wärmetherapie und zeitlich begrenzte Krankengymnastik können erwogen werden.
- Von den psychotherapeutischen Verfahren ist die Verhaltenstherapie am besten untersucht und wird sehr empfohlen.
- DIe Studienlage zur Wirksamkeit von Akupunktur ist widersprüchlich.
- Homöopathische Therapie, vegetarische Ernährung, Tai-Chi und Qigong können erwogen werden, ebenso Fußreflexzonenmassage und Ergotherapie.
- Operative Therapien wie die »Quadrantenintervention« und die Einnahme von Nahrungsergänzungsmitteln werden ausdrücklich nicht empfohlen.

(Die Patientenversion der Leitlinie kann auf der Homepage der Deutschen Rheuma-Liga und der Fibromyalgie-Vereinigung eingesehen und heruntergeladen werden.)

Wichtige Adressen

Deutsche Rheuma-Liga Bundesverband e.V.
Maximilianstr. 14
53111 Bonn
Tel. 02 28/76 60 60
Fax 02 28/76 60 62-0
zentrale Rufnummer:
01 80/4 60 00 00
(20 Cent pro Anruf aus dem deutschen Festnetz, Mobilfunkpreise können abweichen)
E-Mail: bv@rheuma-liga.de
Homepage:
www.rheuma-liga.de

Rheuma-Liga Baden-Württemberg e.V.
Kaiserstr. 18
76646 Bruchsal
Tel. 0 72 51/91 62-0
Fax 0 72 51/91 62-62
kontakt@rheuma-liga-bw.de
www.rheuma-liga-bw.de

Deutsche Rheuma-Liga Landesverband Bayern e.V.
Fürstenrieder Str. 90
80686 München
Tel. 0 89/54 61 48 90
Fax 0 89/54 61 48 95
info@rheuma-liga-bayern.de
www.rheuma-liga-bayern.de

Deutsche Rheuma-Liga Berlin e.V.
Therapie-, Selbsthilfe- und Begegnungszentrum
Mariendorfer Damm 161a
12107 Berlin
Tel. 0 30/32 29 02 90
Fax 0 30/3 22 90 29 39
zirp@rheuma-liga-berlin.de
www.rheuma-liga-berlin.de

Deutsche Rheuma-Liga Landesverband Brandenburg e.V.
Friedrich-Ludwig-Jahn-Str. 19
03044 Cottbus
Tel. 0 8 00/2 65 08 03 91 51/1 52
Fax 0 8 00/2 65 08 03 91 90
info@rheuma-liga-brandenburg.de
www.rheuma-liga-brandenburg.de

Deutsche Rheuma-Liga Landesverband Bremen e.V.
Am Wall 102 – im Hause der AOK
28195 Bremen
Tel. 04 21/1 76 14 29
Fax 04 21/1 76 15 87
rheuma-liga.hb@t-online.de
www.bremen.rheuma-liga.de

Deutsche Rheuma-Liga Landesverband Hamburg e.V.
Dehnhaide 120
22081 Hamburg
Tel. 0 40/6 69 07 65-0
Fax 0 40/6 69 07 65-25
info@rheuma-liga-hamburg.de
www.rheuma-liga-hamburg.de

Rheuma-Liga Hessen e.V.
Elektronstr. 12 a
65933 Frankfurt/Main
Tel. 0 69/35 74 14
Fax 0 69/35 35 35 23
Rheuma-Liga.Hessen@t-online.de
www.rheuma-liga-hessen.de

Deutsche Rheuma-Liga Mecklenburg-Vorpommern e.V.
»Gemeinsames Haus«
Henrik-Ibsen-Str. 20
18106 Rostock
Tel. 03 81/7 69 68 07
Fax 03 81/7 69 68 08
lv@rheumaligamv.de
www.rheuma-liga-mv.de

Rheuma-Liga Niedersachsen e.V.
Lützowstr. 5
30159 Hannover
Tel. 05 11/1 33 74
Fax 05 11/1 59 84
info@rheuma-liga-nds.de
www.rheuma-liga-nds.de

Deutsche Rheuma-Liga Nordrhein-Westfalen e.V.
III. Hagen 37
45127 Essen
Tel. 02 01/82 79 70
Fax 02 01/8 27 97-27
info@rheuma-liga-nrw.de
www.rheuma-liga-nrw.de

Deutsche Rheuma-Liga Landesverband Rheinland-Pfalz e.V.
Schlossstraße 1
55543 Bad Kreuznach
Tel. 06 71/83 40-44
Fax 06 71/83 40-4 60
rp@rheuma-liga.de
www.rheuma-liga-rp.de

Deutsche Rheuma-Liga Saar e.V.
Schmollerstr. 2b
66111 Saarbrücken
Tel. 06 81/3 32 71
Fax 06 81/3 32 84
DRL.SAAR@t-online.de
www.rheuma-liga-saar.de

Rheuma-Liga Sachsen e.V.
Nikolai-Rumjanzew-Str. 100 (Haus 10)
04207 Leipzig
Tel. 03 41/3 55 40 17
Fax 03 41/3 55 40 19
info@rheumaliga-sachsen.de
www.rheumaliga-sachsen.de

Deutsche Rheuma-Liga Landesverband Sachsen-Anhalt e.V.
Wolfgang-Borchert-Str. 75
06126 Halle/Saale
Tel./Fax 03 45/68 29 60 66
rheusaanh@aol.com
www-rheuma-liga-sachsen anhalt.de

Deutsche Rheuma-Liga Schleswig-Holstein e.V.
Holstenstr. 88–90
24103 Kiel
Tel. 04 31/53 54 90
Fax 04 31/5 35 49 10
info@rlsh.de
www.rlsh.de

Deutsche Rheuma-Liga Landesverband Thüringen e.V.
Weißen 1
07407 Uhlstädt-Kirchhasel
Tel. 03 67 42/6 73 61
Fax 03 67 42/6 73 63
info@rheumaliga-thueringen.de
www.rheumaliga-thueringen.de

Bundesverband und Landesverbände können die entsprechenden Fibromyalgie-Selbsthilfegruppen bzw. Ansprechpartner benennen.

Deutsche Fibromyalgie-Vereinigung (DFV) e.V.
Waidachshofer Str. 25
74743 Seckach
Tel. 062 92/92 87 58
Fax 0 62 92/92 87 61
Beratungstelefon:
0 62 92/92 87 60
info@fibromyalgie-fms.de
www.fibromyalgie-fms.de

Friesische Fibromyalgie-Gruppe
fibro-jever-fri-whv@web.de

Rheumaliga Schweiz
Josefstr. 92
CH-8005 Zürich
Tel. 0 44/4 87 40 00
Fax 0 44/4 87 40 19
info@rheumaliga.ch
www.rheumaliga.ch

Schweizerische Fibromyalgie-Vereinigung
(Mitglied der Schweizer Rheumaliga)
Postfach 68
CH-1732 ArOconciel
Tel. 0 26/4 13 00 13
Fax 0 26/4 13 00 14
info@fibromyalgie.ch
www.fibromyalgie.ch

Bundesorganisation Österreichische Rheumaliga
Dorfstr. 4
A-5761 Maria Alm
Tel. 06 99/15 54 16 79
info@rheumaliga.at
www.rheumaliga.at

Ärzte und Rehabilitationskliniken mit Erfahrung bei Fibromyalgie können Sie über die Selbsthilfegruppen und -verbände erfragen.

Weiterführende Literatur

Diamond, Harvey: **Endlich schmerzfrei leben!** Das Drei-Schritte-Programm bei Magen-Darm-Störungen, Arthritis, Fibromyalgie, Lupus, Chronischem Müdigkeitssyndrom. Ursachen und natürliche Wege zur Heilung. München: Herbig 2007

Felde, Eva/Ulrike S. Novotny: **Schmerzkrankheit Fibromyalgie.** So kommen Sie rasch zur richtigen Diagnose. Lindern Sie erfolgreich Ihre Schmerzen. Mit vielen wertvollen Ratschlägen für Alltag, Familie und Beruf. Stuttgart: TRIAS 2004

Heinl, Hildegund und Peter: **Körperschmerz – Seelenschmerz.** Die Psychosomatik des Bewegungssystems. Ein Leitfaden. München: Kösel 2004

Köhler, Armin: Fibromyalgie. **Ursachen und Therapie einer chronischen Schmerzerkrankung.** Stuttgart: Klett-Cotta 2010

Laser, Tom/Dieter E. Pongratz: **Das Fibromyalgie-Syndrom und andere schmerzhafte Muskelerkrankungen.** Germering bei München: Zuckschwerdt 2008

Neeck, Gunther (Hrsg.): **Das Fibromyalgie Syndrom.** Klinik, Diagnostik, Therapie. Bremen: UNI-MED 2007

Ploss, Oliver: **Naturheilkunde bei muskulären und neuromuskulären Erkrankungen.** Fibromyalgie, (Spät-)Borreliose, Restless-legs-Syndrom, Polyneuropathie. Stuttgart: Haug 2010

Räke, Martina: **Fibromyalgie erfolgreich behandeln.** Mit Traditioneller Chinesischer Medizin und Naturheilkunde. München: Pflaum 2003

Schiffer, Eckhard: **Wie Gesundheit entsteht.** Salutogenese. Schatzsuche statt Fehlerfahndung. Weinheim: Beltz 2006

Wardetzki, Bärbel: **Mich kränkt so schnell keiner.** Wie wir lernen, nicht alles persönlich zu nehmen. München: Deutscher Taschenbuch Verlag 2009

Glossar

Arthritis: Gelenkentzündung

Autosuggestion: Selbstbeeinflussung

Biopsie: Gewebeprobenentnahme, z. B. Haut oder Muskel

Chronische Polyarthritis: wichtigste entzündliche Gelenkerkrankung mit vorwiegendem Befall von Händen und Füßen

Computertomogramm: spezielles Röntgenverfahren, bei dem computergesteuert schichtweise Einzelaufnahmen angefertigt werden, die dann zu den Endbildern zusammengesetzt werden

Elektroenzephalografie (EEG): Messung und Aufzeichnung der Hirnströme über Elektroden, die auf dem Kopf befestigt sind. Das Bild der Kurven ist abhängig vom Bewusstseinszustand, der Wach- und den verschiedenen Schlafphasen und auch vom Alter

Fingerpolyarthrose: häufige degenerative Gelenkerkrankung, die die Fingermittel- und die Fingerendgelenke sowie die Daumenwurzelgelenke befällt. Diese Arthrose tritt bei Frauen häufiger als bei Männern auf, meist nach dem 50. Lebensjahr

Gewebehormon: Serotonin (→)

Hallux valgus: Fehlstellung der Großzehe an ihrem Ansatz mit knotiger Veränderung und Abweichung der Zehe zur Seite

Harnsäure: ein Abbauprodukt von Eiweiß, das über die Nahrung aufgenommen wird oder aus dem Abbau körpereigener Zellen stammt. Die Ausscheidung erfolgt über die Nieren. Ist die Ausscheidung vermindert oder fällt zu viel Harnsäure an, kann es zum Gichtanfall kommen

Isometrische Muskelanspannungen: sind dadurch gekennzeichnet, dass sich der Muskel nicht verkürzt, obwohl die Muskelkraft zunimmt (z. B. Druck der Knie beim Sitzen gegeneinander)

Kernspintomografie: Schichtaufnahmen aller Körperregionen können mit dieser Methode ohne Röntgenstrahlen erzeugt werden. Sie beruht darauf, dass Atome, die je nach Konzentration für verschiedene Körpergewebe charakteristisch sind, durch einen starken Magnetimpuls in ihrer Lage kurzzeitig verändert werden und bei der Rückbewegung Informationen geben, aus denen die Bilder aufgebaut werden

Kohärenzgefühl: (Kohärenz = lat. Zusammenhang, Zusammenhalt) bezeichnet ein positives Selbstgefühl, das allgemein Krankheiten entgegenwirkt

Kollagenose: Bindegewebserkrankung aus dem rheumatischen Formenkreis, die neben Gelenkentzündungen auch Befall der Haut und innerer Organe, z. B. der Niere oder des Herzens, aufweisen kann

Lipödem: Schwellung durch Fettablagerung; siehe auch Ödem (→)

Morbus: (lat.) Krankheit

Morbus Bechterew: entzündliche Wirbelsäulenerkrankung, die zur Einsteifung und Verkrümmung der Wirbelsäule führen kann

MRT (Magnet-Resonanz-Tomografie): Auch Kernspintomografie (→) genannt. Atomkerne in unterschiedlichen Geweben werden durch einen starken Magnetimpuls ausgelenkt und kehren anschließend in ihre ursprüngliche Lage zurück. Hierbei wird Energie frei, die die entsprechenden Gewebe darstellt. Röntgenstrahlung tritt bei diesem Verfahren nicht auf

Muskeltonus: Anspannung des Muskels (s. auch Tonus)

Myositis: Muskelentzündung

Ödem: Flüssigkeitsansammlung in den Gewebespalten der Haut oder der Schleimhaut; das Ödem kann örtlich oder über den gesamten Körper auftreten. Schwellung durch Fettablagerung wird Lipödem (→) genannt

Periarthropathie: wörtlich übersetzt: Erkrankung der Gelenkumgebung mit Befall von Sehnen, Muskeln, Schleimbeuteln und Bändern. Typisch sind Überlastungs- und Reizschmerzen, teilweise auch Bewegungseinschränkung des nahe liegenden Gelenks.

Physisch: den Körper betreffend

Psychisch: die Seele betreffend

Polymyalgia rheumatica: entzündliche Muskelerkrankung, die fast nie vor dem 60. Lebensjahr auftritt

Psoriasis-Arthritis: Gelenkerkrankung, die in Verbindung – aber nicht unbedingt gleichzeitig – mit der Hauterkrankung Psoriasis (Schuppenflechte) auftritt

Serotonin (5-Hydroxytryptamin): Signalübertragungsstoff im Nervensystem, auch Gewebehormon genannt. Es kommt v. a. im Gehirn und im Rückenmark, im Nervensystem des Darms und im Herz-Kreislauf-System vor. Die Aufgaben sind vielfältig

Spondylosis deformans: Verschleißerkrankung der Wirbelsäule, die sich auf der Röntgenaufnahme zeigt. Das Ausmaß der knöchernen Anbauten stimmt nur selten mit den Wirbelsäulenbeschwerden überein

Symptom: Einzelbefund mit Krankheitswert

Synapsen: Übertragungsstelle von einer Nervenzelle und ihrem Ausläufer zur nächsten. Die elektrische Übertragung im Nerv wird an dieser Stelle in eine chemische Übertragung durch einen Signalübertragungsstoff umgewandelt

Syndrom: mehrere Symptome, die häufig gemeinsam auftreten

Systemischer Lupus erythematodes (SLE): eine Kollagenose (→), die meist mit Hautbefall und Gelenkbeschwerden, teilweise auch Nieren- und anderen Organerkrankungen auftritt

Tonus: (lat.) Spannung (z. B. Muskeltonus: Anspannung des Muskels)

Register

A

ACR-Kriterien 26, 31, 34
Adrenalin 46
Akupressur 87
Akupunktur 86, 87
- Akupunkturpunkt 86, 87
- Ohrakupunktur 87

Alltag 12, 25, 80, 90, 91, 97, 105, 106, 110, 115
- Alltagsanforderungen 79
- Alltagssleben 58

Angst 10, 21, 22, 24, 47, 48, 52, 58
Antidepressiva 48, 55, 92, 95, 96, 97, 115, 116
Antikonvulsiva 95, 96, 97
Antirheumatika 92, 94
- Nichtsteroidale Antirheumatika (NSAR) 93, 94, 116

Antonovsky, Aaron 76
Antriebslosigkeit 36
Aquajogging 79, 81
Arachidonsäure 98
Arbeitsplatz 43, 70, 110
- Anpassungen am Arbeitsplatz 106
- Computer-Arbeitsplatz 70
- Veränderungen am Arbeitsplatz 69, 70

Arbeitsunfähigkeit 110
Arthrose 12, 17, 33, 120
Autofahrt 54
Autogenes Training 48, 56, 71, 72, 91
- Schwereübung 71
- Wärmeübung 71

B

Bandscheibenvorfall 17, 23, 38, 106
Behandlung 23, 38, 39, 43, 59, 62, 63, 83, 84, 85, 89, 91, 94, 95, 105, 106, 111, 114, 115, 116
- Behandlung des FMS 115, 116
- Grundlagen der Behandlung 69
- Selbstbehandlung 87, 88
- Weitere Behandlungsformen 86

Beruf 58, 105, 106
- Berufsleben 58
- Berufstätigkeit 58, 106, 111

Beruhigungsmittel 95
Bewegung 15, 20, 21, 70, 77, 78, 79, 81, 82, 109, 110
- Bewegungsapparat 19
- Bewegungsorgan 11, 25, 57, 79, 109
- Bewegungstherapie 77, 78, 81, 106, 111
- Bewegungstraining 77

Beziehungen, soziale 49
Bildbefund 38
Blutdruck 44, 46, 54, 92
Brustbein 15, 19, 34

C

Cellulitis 34
Cortisol 35, 46, 54
Cortison 94, 115, 116
COX-2-Hemmer 94

D

Dehnungsübung 78, 80
Depression 10, 22, 36, 43, 47, 48, 86, 95, 115
Diagnose 6, 10, 14, 17, 23, 27, 29, 30, 31, 35, 46, 47, 69, 86, 106, 110, 111, 115
- Diagnose-Code ICD 26
- Diagnoseempfehlung 32
- Diagnosekriterien 32
- Diagnosestellung 30, 47, 69

Diät 98, 99
Druckdolorimeter 34

E

Endorphine. Siehe Schmerz/Schmerzmittel
Entspannung 48, 71, 74, 77, 85, 91, 116
- Entspannungsmethode 71, 72
- Entspannungsübung 56

Entzündung 35, 98
Ergotherapie 116
Erkrankung 6, 7, 11, 21, 25, 26, 27, 30, 31, 33, 34, 35, 36, 38, 39, 40, 41, 43, 46, 47, 56, 59, 62, 69, 71, 77, 85, 95, 98, 104, 106, 107, 111, 112, 114, 115, 116, 120
- Bindegewebserkrankung 120
- Erkrankungen, degenerative 12
- Erkrankungen, pararheumatische 12
- Erkrankungen der Bewegungsorgane 109
- Erkrankungen, entzündliche 12, 35
- Erkrankungen, entzündlich-rheumatische 98, 106
- Erkrankungen, nicht entzündliche weichteilrheumatische 12

Erkrankungen, rheumatische 11, 12, 33, 35, 102
- Erkrankungen, weichteilrheumatische 12, 13, 82
- Erkrankungsbegriff 7
- Ersterkrankung 39
- Gelenkerkrankung 16, 33, 35, 120, 121
- Hauterkrankung 121
- Muskelerkrankung, entzündliche 120
- Schmerzerkrankung 7, 10, 11, 98
- Verschleißerkrankung 12, 33, 121
- Viruserkrankung 36, 39
- Vorerkrankungen 31, 39
- Wirbelsäulenerkrankung 14, 16, 120

Ernährung 98, 99, 102
- Ernährung, ausgewogene 98
- Ernährung, geeignete 98
- Ernährung, vegetarische 116
- Kreta-Diät 99

Ernährung, mediterrane 99, 100
Erschöpfung 10, 20, 22, 23, 36, 90, 105

F

Fatigue-Symptomatik 20, 22, 36
Fehlhaltungen 37, 79
Feldenkrais 81
Fettleber 102
Fibromyalgie 7, 9, 11, 19, 21, 22, 23, 25, 26, 27, 30, 33, 34, 35, 36, 39, 40, 41, 42, 46, 47, 55, 57, 58, 59, 69, 74, 77, 79, 85, 91, 92, 95, 96, 97, 102, 106, 109, 110, 118
- Auslöser 39, 40, 41, 43, 55, 62, 69, 96
- Beschwerdebild 14, 16, 19, 21, 22, 31
- Betroffene 27, 52, 55, 57, 58, 71, 77, 85, 89, 94, 102, 104, 106, 107, 111
- Definition 10
- Deutsche Fibromyalgie-Vereinigung 114
- Druckpunkte 31
- Entstehung 30, 42, 107
- Entwicklung 33, 41
- Fibromyalgie-Leitlinie (2008) 32
- Fibromyalgie-Patientinnen 14, 22, 27, 35, 37, 38, 41, 57, 58, 77, 80, 106
- Geschichte der Fibromyalgie 26
- Kennzeichen 10
- Krankheitsbild 25, 27, 29, 30
- Krankheitsveranlagung 42
- Krankheitsverlauf 25, 34, 47, 78
- Primäre und sekundäre 39, 106
- Schmerzen 19, 20, 21, 31, 33, 55
- Schmerzpunkte 21
- Selbsthilfegruppen 118
- Sportmöglichkeiten 81
- Symptome 22, 55, 59, 63
- Veränderungen an der Wirbelsäule 37
- Verwechslungen 25, 35

Fibromyalgie-Syndrom (FMS) 7, 11, 12, 13, 25, 26, 30, 33, 41, 55, 114, 115
Finger 19, 20, 21, 87
- Polyarthrose 120
FMS. Siehe Fibromyalgie-Syndrom (FMS)
Fragen, soziale 110
Frieren 21
Funktionstraining 81, 106, 109, 116

G

Gelenke 11, 12, 13, 14, 15, 16, 21, 31, 69, 94, 100, 120
- Entzündung 120
- Gelenkbeschwerden 121
- Gelenkersatz 106
- Gelenkflüssigkeit 14
- Gelenkleiden 14
- Gelenkversteifung 25
- Handgelenk 21
- Kiefergelenke 19, 44
- Kreuz-Darmbein-Gelenk 15
- Schmerzen 14, 36
- Zehengelenke 19
Gespräch 112
Gespräch mit Hausarzt 89
Gespräch, psychotherapeutisches 91
Gesprächstherapie 24
Gesundheit 43, 63, 74, 75, 76, 79, 81, 104
Gicht 12, 98, 102, 120
Gleichgewicht 45, 79, 80, 81
- Gleichgewicht, gestörtes 80
- Gleichgewichtsprobleme 80
- Gleichgewichtstraining 80
- Gleichgewichtsübungen 81
Gymnastik 24, 77, 79
- Krankengymnastik 77, 109, 116
- Übungen 79
- Wassergymnastik 79, 81

H

Hausarbeit 70
Heilbäder 79, 80
Herzangst 19
Hilflosigkeit 48
Hoffnungslosigkeit 47, 51
Homöopathie 47, 116
Homöostase 45
Hypothalamus 46, 54
Hypothyreose 36

I

Imagination 72
Isolation 43, 45, 51

J

Jacobson, Edmund 72, 91

K

Kältekammer 82
Kältetherapie 82, 83, 116
Karpaltunnel-Syndrom 21
Kernspintomografie 23, 38, 57, 120
Klinik 105, 107
- Fachklinik 107
- Psychosomatische Klinik 106
- Rehabilitationsklinik 104, 118
- Somatische Klinik 106
Kohärenzgefühl 76, 120
Kollagenose 35, 120, 121
Koordination 80
Körperstellen, druckschmerzhafte 83
Körperteil 31, 32, 49
- Arm 15, 16, 17, 21, 22, 33, 62, 71, 72, 88
- Becken 15, 16, 70
- Beine 15, 21, 22, 33, 70, 71, 72, 79
- Brust 21, 32
- Brustkorb 32
- Ellbogen 19, 23, 33, 87
- Füße 10, 21, 22, 80, 88, 120
- Gesäß 19, 33
- Gesicht 20, 22
- Hände 19, 20, 21, 22, 88, 120
- Hinterkopf 16, 19, 33, 72, 87
- Hüfte 19, 21, 32, 33, 34
- Knie 19, 23, 33, 34, 62, 120
- Kopf 10, 24, 58, 66, 72, 73, 88, 120

- Nacken 13, 19, 21, 33, 58, 70, 71, 72, 80, 87
- Oberarm 18, 32
- Oberschenkel 21, 32, 33
- Rippen 15, 34
- Rücken 11, 21, 24, 30, 33, 58, 66, 70, 72, 110
- Schulter 13, 17, 19, 32, 33, 34, 80, 83, 87
- Unterarm 21, 32
- Unterschenkel 32
- Wirbelsäule 12, 14, 15, 16, 17, 19, 25, 30, 31, 32, 33, 36, 37, 39, 79, 94, 100, 120, 121

Krankheit 7, 10, 11, 23, 24, 31, 35, 40, 41, 43, 45, 46, 47, 63, 69, 75, 76, 77, 86, 97, 104, 107, 115, 120
- Krankheitsfaktoren, frauenspezifische 59
- Krankheitsschlüssel ICD 7
- Zuckerkrankheit 102

L

Laborbefund 35

Leben 25, 49, 51, 53, 73, 74, 76, 89
- Leben, gesellschaftliches 22
- Lebensalter 27, 54, 59
- Lebensbedrohend 25
- Lebensereignisse, belastende 115
- Lebensgeschichte 31, 43
- Lebenskräfte 54
- Lebenskrisen 43
- Lebensperspektive 107
- Lebensqualität 25, 97
- Lebensstil 51
- Leben, tägliches 110

Leistung 53, 74, 76, 77, 89, 90, 104
- Leistungsanspruch 90
- Leistungsanspruch, überhöhter 89
- Leistungsantrieb 74
- Leistungseinbruch 110
- Leistungserwartungen, unrealistische 89
- Leistungsfähigkeit 52, 77, 91, 104
- Leistungsgrenzen 91
- Leistungsschwäche 55
- Leistungszuwachs 77
- sschwäche, allgemeine 20, 22

Lichttherapie 86

M

Massage 85, 87, 88, 116
- Massage, klassische 85
- Massageöl 85
- Partnermassage 85
- Reflexzonenmassage 88, 116
- Rückenmassage 85

Mathies, Hartwig 26

Medikamente 24, 55, 86, 92, 95, 96, 97, 116
- Medikamente, angstlösende 116
- Medikamente, muskelentspannende 95
- Medikamente, schmerzlindernde 93

Meditation 91

Mitverantwortung 70

Mobbing 43, 45

Morbus Bechterew 12, 33, 120

Morphine 92

Moxibustion 86

Müdigkeit 10, 20, 22, 55, 90, 92, 95, 97
- Chronisches Müdigkeits-Syndrom 36

Müller, Wolfgang 26

Muskel 11, 15, 16, 20, 38, 70, 79, 80, 81, 115, 120, 121
- Kiefermuskel 19
- Kiefermuskulatur 34, 44
- Muskelansatz 33
- Muskelanspannungen, isometrische 120
- Muskelaufbautraining 106
- Muskeldurchblutung 44
- Muskelentspannung 82, 95, 106
- Muskelentspannung, Progressive 72, 91
- Muskelentzündung 120
- Muskelerkrankung, entzündliche 35
- Muskelkater 20
- Muskelkraft 80, 81, 120
- Muskelkräftigung 78
- Muskelschmerz 36
- Muskelschwäche 57
- Muskelspannung 44, 53
- Muskelstoffwechsel 57
- Muskeltonus 59, 70, 83, 120, 121
- Muskeltraining 79
- Muskelverkürzung 79
- Muskelverspannung 13, 15, 16, 44, 47, 82, 83
- Muskulatur 11, 16, 22, 25, 33, 41, 46, 57, 70, 71, 79, 80, 82, 83
- Muskulatur, unterentwickelte 78
- Muskulatur, verkürzte 78
- Muskulatur, verspannte 77
- Rückenmuskulatur 33
- Trapeziusmuskulatur 33

Myoarthropathie 44

Myogelose 33

Myom 23

N

Nerven(-system) 11, 21, 22, 31, 48, 49, 71, 82, 88, 115

Noradrenalin 46, 116

O

Ödem 82, 102, 120

Off-Label-Therapie 97

Operation 23, 85
- Bandscheibenoperation 23
- Blinddarmoperation 23

Opioide 92, 116

Opium 92

Organische Störungen 56

Osteoporose 12, 36, 80, 98

P

Pannikulose 34

Patientenschulung 106, 107, 115

Periarthropathie 13, 120

Polyarthritis, chronische 12, 26, 33, 35, 39, 120

Q
Qigong 81, 116

R
Rehabilitation 23, 104, 105, 106, 107, 109, 116
Reise durch den Körper 72
Restless-Legs-Syndrom 21, 22
Rheuma 9, 10, 11, 23, 115
– Begriff 11
– Deutsche Rheuma-Liga 107, 109, 111, 114
– Rheumabeschwerden 11
– Rheumadiät 98
– Rheuma-Erkrankungen 12
– Rheumafachklinik 104
– Rheumafaktor 35
– Rheumakranke 111
– Rheumamittel 23
– Rheumatische Beschwerden 11
– Rheumatischer Formenkreis 35, 98, 120
– Rheumatische Schmerzen 11
– Weichteilrheuma 10, 13, 26, 36, 82
Rippenfellentzündung 11
Röntgenaufnahme 37, 121
Röntgenbefund 46
Röntgendiagnostik 37
Röntgenstrahlen 120
Rückenmark 11, 35, 38, 49, 55, 57
Rückenschule 79, 81

S
Schilddrüsenunterfunktion 36, 40
Schlaf 10, 52, 53, 55, 56, 72, 95, 96, 102
– Durchschlafen 55, 95
– Einschlafen 52, 55, 56, 72, 95
– Einschlafzeit 55
– Nachtschlaf, erholsamer 10
– Non-REM-Phasen 53
– Non-REM-Schlaf 55
– Schlafabwehr 51
– Schlafbedürfnis 54
– Schlafdauer 54
– Schlafentzug 45, 52
– Schlafmittel 95, 116
– Schlafphasen 41, 53, 95, 120
– Schlafprobleme 57
– Schlafstörung 10, 19, 20, 22, 25, 36, 41, 47, 52, 55, 56
– Schlaftiefe 53
– Schlaf-wach-Rhythmus 54, 55
– Tiefschlaf 52
– Tiefschlafphasen 53, 54, 55
Schlappheitsgefühl 20, 22
Schleimbeutel 11, 13
Schmerz 6, 10, 11, 13, 23, 25, 27, 37, 40, 44, 45, 46, 47, 48, 49, 50, 51, 57, 58, 69, 77, 87, 88, 90, 93, 97, 98, 106
– Bauchschmerzen 23
– Dauerschmerz 93
– Druckschmerz 31
– Ganzkörperschmerzen 19, 114
– Halsschmerzen 36
– Kieferschmerz 44
– Kopfschmerzen 21, 22, 36, 63
– Kreuzschmerzen 22, 23, 41
– Muskelschmerzen 20, 76
– Phantomschmerz 49
– Reizschmerzen 120
– Rückenschmerzen 17, 23, 25, 36, 37, 38, 79, 82
– Schmerzbewältigung 106, 111
– Schmerzbotschaft 48, 49
– Schmerzdruckpunkte 31, 33, 34, 115
– Schmerzempfinden 57, 58, 82, 85
– Schmerzfaktoren 44
– Schmerzfreiheit 63
– Schmerzgedächtnis 51
– Schmerzkontrolle 48
– Schmerzlinderung 21, 79, 80, 82, 83, 84, 94, 95
– Schmerzmessung 34
– Schmerzmittel 48, 51, 57, 92, 93, 96, 97, 116
– Schmerzpunkte 21, 40
– Schmerzreiz 51, 57, 85
– Schmerzsignal 50
– Schmerzstörung, somatoforme 36
– Schmerztabletten 23
– Schmerztherapie 84
– Schmerzverarbeitung 42, 115
– Schmerzwahrnehmung 49, 57
– Schmerzzentrum 57
– Schmerzzunahme 47
– Tender Points 31, 33 f., 115 ff.
– Trigger Points 33
– Weichteilschmerzen 20
Seelenlast 58
Sehnen 11, 13, 15, 20, 70, 79
Sehnenreizung 16
Selbsthilfe 61, 64, 66, 111
Selbsthilfegruppen 26, 106, 110, 111
Selbstvertrauen 18, 24, 51, 62, 63, 76, 81
Serotonin 35, 55, 57, 89, 96, 115, 116
Serotonin-Rezeptor-Antagonisten 96
Shiatsu 81
Skoliose 39
Spondylose 12
Sport 24, 64, 70, 74, 80, 81, 106
Stoffwechsel 40, 46, 82, 83, 84, 96, 98, 99, 102, 115
– -störung 12
Stress 41, 44, 46, 48, 59, 73, 74, 76, 90
– -bekämpfung 73, 74
– -bewältigung 116
– Disstress 74
– -einwirkung 36
– Eustress 74
– -reaktion 44, 45
– -reduzierung 74
– -situation 41, 45, 74
– -toleranz 41
– -ursachen 45
Stretching. Siehe Dehnungsübung
Symptome der Fibromyalgie 11, 20, 22, 25, 27, 36, 39, 41, 47, 55, 59, 61, 62, 63, 69

T
Tai-Chi 116
Tender Points. Siehe Schmerz/ Tender Points
Tennisellbogen 13, 30

U
Übelkeit 92
Überforderung der eigenen Person 89, 90
Übergewicht 34, 98, 100, 102
Überlastung 16, 26, 44, 58, 59, 80, 120
Ungleichgewicht 41, 79, 86
Unsicherheit 46, 47, 81

V
Versagensangst 45
Verspannung 13, 16, 19, 22, 44, 48, 49, 79, 80, 95
Verstopfung 21, 92, 102
Verzweiflung 22
Vulnerabilität 42

W
Wärmetherapie 83, 84, 116
Weichteile 12
Weltgesundheitsorganisation (WHO) 11
Wolfe, Frederick 26, 31, 33

Z
Zähneknirschen 19, 44, 70
Zucker 44

SERVICE

Liebe Leserin, lieber Leser,

hat Ihnen dieses Buch weitergeholfen? Für Anregungen, Kritik, aber auch für Lob sind wir offen. So können wir in Zukunft noch besser auf Ihre Wünsche eingehen. Schreiben Sie uns, denn Ihre Meinung zählt!

Ihr TRIAS Verlag
E-Mail-Leserservice: heike.schmid@medizinverlage.de
Lektorat TRIAS Verlag, Postfach 30 05 04, 70445 Stuttgart, Fax: 0711-8931-748

Programmplanung: Sibylle Duelli
Produktplanung: Alke Rockmann
Redaktion: Dr. Rainer Schöttle, Neufinsing, Elmar Klupsch, Stuttgart

Bildredaktion: Christoph Frick

Umschlaggestaltung und Layout: CYCLUS Visuelle Kommunikation, Stuttgart

Bildnachweis:
Umschlagfoto: Corbis
Fotos im Innenteil:
Dr. med. Wolfgang Brückle: S. 24, 34, 57; Corbis: S. 3; Image Source: S. 4, 5, 8, 28, 60, 72; Chris Meier, Stuttgart: S. 99; MEV: S. 85; Photo Disc: S. 87 oben; Shotshop: S. 83, 87 unten, 88

Zeichnungen:
Christine Lackner, Ittlingen: S. 6, 12, 15, 38, 42, 43, 47, 50, 53, 73, 90; Tischewski & Tischewski, Marburg: S. 100; die Zeichnung »Die Prinzessin auf der Erbse« von Ruth Koser-Michaelis auf Seite 20 entnahmen wir aus: Hans Christian Andersen, MÄRCHEN, © 1952 Droemer Knaur Verlag, München
Die abgebildeten Personen haben in keiner Weise etwas mit der Krankheit zu tun.

3., vollständig überarbeitete Auflage

Printed in Germany

Satz und Repro: Fotosatz Buck, Kumhausen
gesetzt in: Adobe Indesing, CS5
Druck: AZ Druck und Datentechnik GmbH, Kempten

Gedruckt auf chlorfrei gebleichtem Papier

ISBN 978-3-8304-3971-4 1 2 3 4 5 6

Auch erhältlich als E-Book:
eISBN (PDF) 978-3-8304-3972-1
eISBN (ePub) 978-3-8304-6400-6

Bibliografische Information der Deutschen Nationalbibliothek
Die Deutsche Nationalbibliothek verzeichnet diese Publikation in der Deutschen Nationalbibliografie; detaillierte bibliografische Daten sind im Internet
über http://dnb.d-nb.de abrufbar.

Wichtiger Hinweis: Wie jede Wissenschaft ist die Medizin ständigen Entwicklungen unterworfen. Forschung und klinische Erfahrung erweitern unsere Erkenntnisse, insbesondere was Behandlung und medikamentöse Therapie anbelangt. Soweit in diesem Werk eine Dosierung oder eine Applikation erwähnt wird oder Ratschläge und Empfehlungen gegeben werden, darf der Leser zwar darauf vertrauen, dass Autoren, Herausgeber und Verlag große Sorgfalt darauf verwandt haben, dass diese Angaben dem Wissensstand bei Fertigstellung des Werkes entsprechen, jedoch kann eine Garantie nicht übernommen werden. Eine Haftung des Autors, des Verlags oder seiner Beauftragten für Personen-, Sach- oder Vermögensschäden ist ausgeschlossen.

Geschützte Warennamen (Warenzeichen) werden nicht besonders kenntlich gemacht. Aus dem Fehlen eines solchen Hinweises kann also nicht geschlossen werden, dass es sich um einen freien Warennamen handelt.

Wer nicht lesen will, kann hören!

Erfolgreiche TRIAS-Ratgeber-Themen jetzt als Hörbuch

- wichtige Information: geprüftes Wissen in bewährter TRIAS-Qualität
- kompetenter Expertenrat: Berichte, Interviews und Erläuterungen
- konkrete Anleitungen: praktischer Teil mit Übungen

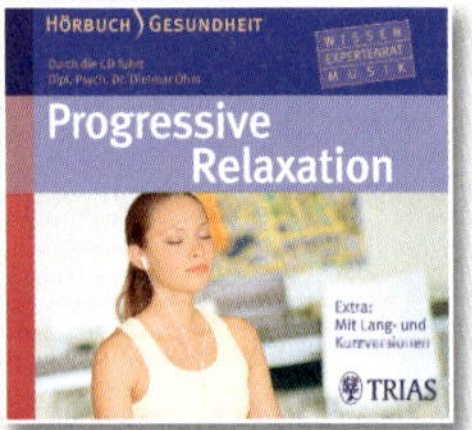

ISBN 978-3-8304-3406-1

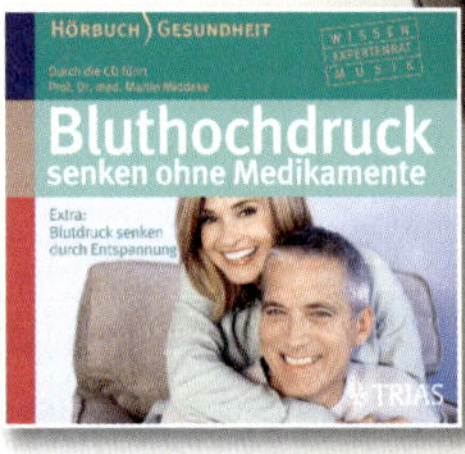

ISBN 978-3-8304-3404-7

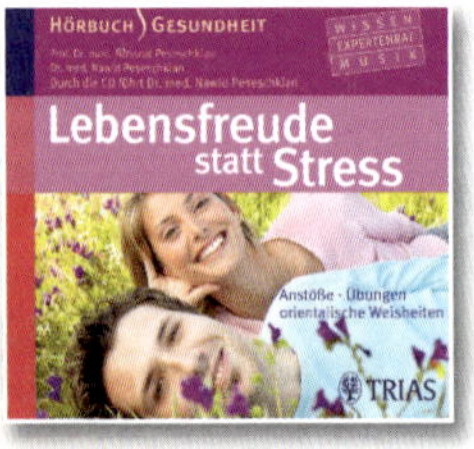

ISBN 978-3-8304-3475-7

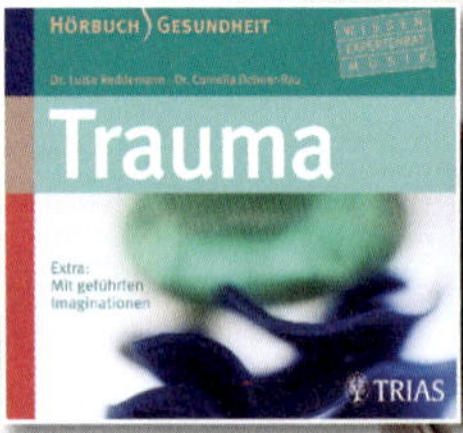

ISBN 978-3-8304-3405-4

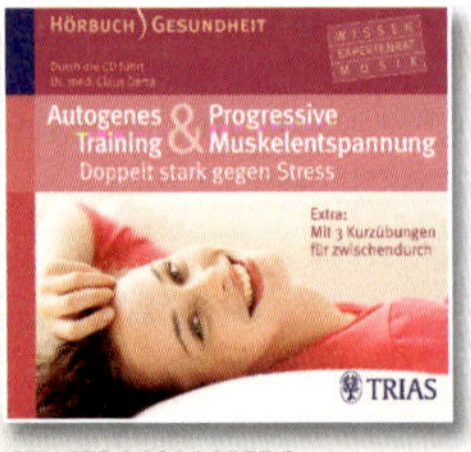

ISBN 978-3-8304-3375-0

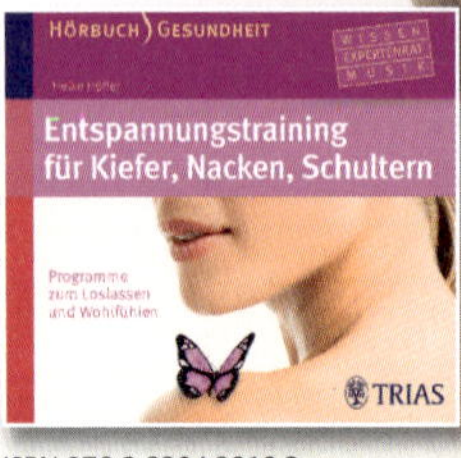

ISBN 978-3-8304-3818-2

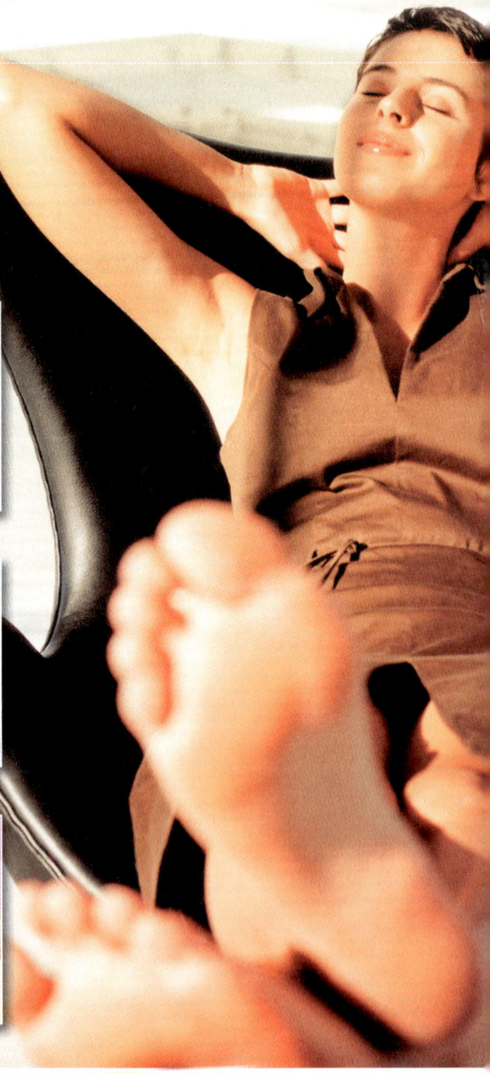

Preisänderungen und Irrtum vorbehalten. CHF unverbindliche Preisempfehlung

Alle Titel: Laufzeit: ca. 70 Min. · € 14,95 [D] / € 14,95 [A] / CHF 26,20 (unverbindl. Preisempfehlung)

In Ihrer Buchhandlung

Weitere Hörbücher und -proben: www.trias-gesundheit.de

TRIAS

wissen, was gut